国家自然科学基金资助项目（71303056）
"985工程"三期资助项目

Basic Health Care Purchasing: Theory and Practice

基本医疗卫生服务购买理论与实践

胡 敏 著

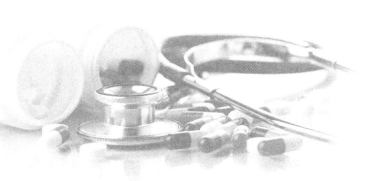

复旦大學 出版社

前言 | Preface

　　基本医疗卫生服务是卫生系统的基础层次，与全体居民的福祉关系密切，对卫生系统整体绩效的优化有着重要影响。基层医疗卫生机构是基本医疗卫生服务的主要载体，但是长期以来能力较为薄弱，尤其是在农村地区，直接威胁到基本医疗卫生服务的可及性、质量和效率。政府财政投入和基本医疗保险基金是基层医疗卫生机构及其所提供服务的主要补偿渠道。因而，以上述各方关系为核心，以基本医疗卫生服务保障为重点，从政府部门和基本医疗保险基金角度，探索设计代表需方利益，并能对供方产生良性激励的基本医疗卫生服务购买策略及其实施方案，且从政府管理和系统运作角度，提出具有支持性和保障性的政策措施，不仅对于全面保障基本医疗卫生服务在农村地区基层医疗卫生机构的开展有着举足轻重的作用，从长远来看，对彻底理顺政府投入和基本医疗保险经费投入机制，推进和维护农村基层医疗卫生机构运行机制的健康发展，加强和优化卫生资源的合理配置，也具有极大的理论和现实意义，进而有助于巩固医药卫生体制改革的可持续性和长期成效，对农村地区卫生系统绩效的全面提升有着重大意义。

　　2008年末至2014年末的6年间，作为核心成员，我有幸参与了一项在宁夏回族自治区农村地区开展的医疗卫生体制改革试点项目，亲历了从基本医疗卫生体系问题的发现和诊断、改革方案的设计和实施到试点进程的监测和效果评估的全过程，并以此为题撰写了博士论文。本书在博士论文基础上进行了修改和扩充，特别增加了干预效应评估的相关内容。

　　在本书中，我选取了较为独特的视角，在理论分析的基础上，对项目的过程和结果进行记载和分析;引入卫生服务战略性购买的理念,对战略性购买的理论进行深入剖析;采取卫生服务购买这一视角分析当前农村地区基本医疗卫生体系存在的问题及其机制根源,从更深层次认识问题并寻求解决途径;在理论分析的指导下,将购买理论与卫生系统模型结合,提出战略性购买策略的研制思路,随后结合我国西部农村地区基本医疗卫生服务体系的实际情况,构建具体的购买策略,并在试点实施过程中进行监测、验证和评估,使购买策略更具针对性、有效性和现实可操作性。

本书主要包括 7 个章节:第一章介绍整个研究的背景、目的与研究方法;第二章研究卫生服务战略性购买的理论及国际经验,并提出医疗卫生服务战略性购买的研制思路;第三章基于对宁夏回族自治区农村地区的调查,描述分析农村基本医疗卫生系统绩效现况与问题,并从完整的卫生服务购买体系各方利益关系及互动机制角度对问题进行归因;第四章基于前述规范分析与实证分析系统提出农村基本医疗卫生服务购买策略;第五章重点聚焦购买策略中的重要机制——支付制度的理论研究和制度设计;第六章呈现所设计的主要购买策略实施后的基本情况,并进行政策效应评估;第七章总结全文主要结论,提出明确的综合性政策建议。

本研究的探索致力于深化卫生服务购买的理念,在理论分析基础上所总结得出的农村地区基本医疗卫生服务购买策略的研制思路和设计理念具有可扩展性和可借鉴性;同时注重理论的实际应用,在理论指导下立足于现实条件设计具体的服务购买核心策略和支持保障策略,且经过评估和验证具有良好效果,以期能对其他农村地区尤其是西部农村地区提供借鉴和示范。最后,医疗卫生服务购买策略设计和实施的目标是提升体系的综合绩效,是众多医药卫生政策的组合,十分多元和复杂,需要细致的分析、精巧的设计和科学的评估。本书也较为全面地展示了从问题着手,循序渐进地开展原因分析、政策设计和效果评估的整体研究思路和路径,以此进一步加强研究及相关政策的示范价值。

在此特别感谢英国牛津大学 Winnie Yip(叶志敏)教授、复旦大学陈文教授及美国哈佛大学 William Hsiao(萧庆伦)教授在本人参与项目期间、博士论文及本书写作期间所给予的指导和帮助。感谢国家自然科学基金和"985 工程"三期项目对本书的研究和出版工作的支持。

目录 | Contents

第一章

绪　论

一、研究背景

（一）基本医疗卫生服务的内涵

2009 年 4 月出台的《中共中央、国务院关于深化医药卫生体制改革的意见》（以下简称《意见》）将"人人享有基本医疗卫生服务"确定为中国新一轮医改的战略目标，提出"建立健全覆盖城乡居民的基本医疗卫生制度，为群众提供安全、有效、方便、价廉的医疗卫生服务"的总体目标[1]。在 2008 年全国卫生工作会议上，卫生部部长陈竺指出："'人人享有'的本质含义是'公平享有'，任何公民，无论年龄、性别、职业、地域、支付能力等，都享有同等权利。""基本医疗卫生服务"是指与我国社会主义初级阶段经济社会发展水平相适应的，国家、社会、个人能够负担得起的，投入低、效果好的医疗卫生服务。基本医疗卫生服务既包括疾病预防控制、计划免疫、健康教育、卫生监督、妇幼保健、精神卫生、卫生应急、急救、采供血服务、食品安全、职业病防治和安全饮用水等公共卫生服务，也包括采用基本药物，使用适宜技术，按照规范诊疗程序提供的急慢性疾病的诊断、治疗和康复等基本医疗服务[2]。

从发展历程看，"基本医疗卫生服务"的概念可以向前追溯。无论是最早见诸文献的"basic health services"，还是后来的"primary health care"和"essential health services"等概念，主要都是为了推广适合于发展中国家的卫生服务模式，达到改善卫生服务公平可及性的社会卫生政策目标。其中，1978 年发布的号召各国加强"初级卫生保健（primary health care，PHC）"的《阿拉木图宣言》被视为一个里程碑事件，得到了世界上大部分国家的认可和响应，"人人享有卫生保健"由此成为世界卫生组织的核心理念之一[3, 4]。包括我国的"赤脚医生"等众多发展中国家的卫生保健实践经验，都为"初级卫生保健"概念的提出和推广提供了重要的实践基础。

过去50年间，我国在预防保健、传染病控制、改善卫生环境等方面取得了举世瞩目的成绩，人口健康水平显著提高。随着社会经济的蓬勃发展，以及市场经济对卫生事业的影响和冲击，群众所期待的卫生服务水平和追求的健康目标不断提高，但是我国卫生事业的总体发展依然滞后于社会经济发展。在很长一段时间内国民缺乏基本的、均等的医疗卫生保健。由于卫生资源分布不均出现了卫生公平性的严重倒退，医疗费用上涨严重超出居民收入增长和心理预期，基本医疗卫生服务的投入不足和制度安排缺失/缺位使得服务的可及性和公平性受到严峻挑战，全社会面临着维持和巩固城乡居民健康水平新的巨大难题。简言之，卫生系统的不公平，缺乏连贯性，效率不高，质量有待提高。如果不进行重大调整，当前勉强得以维持的卫生系统可能会被人口老龄化、慢性病、新出现的疾病及气候变化的影响等日益增长的挑战所压垮。

我们发现，虽然所面临的问题早已超出了当年初级卫生保健所提出的"一揽子方案"，但是30年前初级卫生保健所提倡的价值观和原则在今天仍然适用，即坚持预防与治疗并重，合理使用不同层级的医疗资源，寻求有效的途径以提高获取卫生保健的公平性及资源使用的效率，体现卫生的整体观念。这样做才能实现多重目标：更好的健康，较少的疾病，更高的公平性，以及卫生系统绩效的广泛改进[5]。

公共卫生服务和基本医疗门诊服务是卫生系统中最常见、人群接触和利用最多的部分，是整个卫生系统的核心部分。国际经验表明：一个健全强大的基本医疗卫生服务体系，可以增强服务可及性和公平性，使得患者满意度更高，与非基本医疗卫生相比，花较少的资源可以得到同样的甚至于更好的产出和结果[6]。因此，现阶段我国政府所提出的"人人享有基本医疗卫生服务"是为推动实现建设一个公平、高效率和高质量的卫生服务系统的目标，是推行初级卫生保健向更高层次发展的进一步延伸。为更好地实现这一目标，需要寻求更有效的策略以进一步加强基本医疗卫生的公平可及性，同时也需要特别强调效率和质量目标。

（二）农村地区基本医疗卫生服务面临的问题

农村卫生工作是我国卫生工作的重点，关系到保护农村生产力、振兴农村经济、维护农村社会发展和稳定的大局，对提高全民素质具有重大意义。2002年以前,农村卫生工作十分薄弱,其中一个突出的问题是农民健康保障制度缺位,绝大多数农民成为自费医疗群体,看病难、看病贵,因病致贫、因病返贫时有发生。自 2003 年建立新型农村合作医疗制度(以下简称新农合)以来,随着政府投入逐步加大,参合率不断提高,农民的住院及大病治疗需求得到了一定的保障——2010 年政策范围内住院补偿比达到 60％左右,并力争在 2011 年将政策范围内住院费用报销比提高到 70％左右[7]。但是在 2007 年以前,新农合“以大病统筹为主”,中、西部地区农村多采用“家庭账户＋住院统筹”模式[8],虽然在一定程度上抵御了重大疾病风险,却也造成农民在利用普通门诊服务等基本医疗服务时缺乏制度的保障和公共经费的投入。统计显示:在新农合覆盖的居民中,有 85.3％的住院患者医疗费用得到报销,报销费用占其住院总费用的 34.6％;却只有 33.5％的门诊患者得到报销或从家庭账户中支付,65.6％的门诊患者需完全自付医药费用[9]。此外,大量文献和报道显示,在过去,我国政府对农村公共卫生服务投入严重不足[10—13]。与此同时,作为基本医疗卫生服务的重要载体——乡镇卫生院和村卫生室,则长期以来一直承受着资金投入不足,卫生人才匮乏,基础设施落后的顽疾,成为整个医疗卫生服务体系中的薄弱环节。新医改启动以来,全国各地农村基层医疗卫生机构将实施国家基本药物制度。随着改革的逐步推进,因药品零差率实施而面临的补偿减少的问题将日趋严重。

　　然而在农村基本医疗卫生服务领域,与政府投入不足相比,更为严重的问题是投入的资金难以得到有效利用。大量实践经验表明,医疗卫生服务领域存在着广泛的市场失灵和政府失灵[14—17],而不合理的经济激励机制、卫生资源条块分割及不合理的配置、不合理的卫生服务需求则进一步加重了问题的严重性,导致卫生服务的低效率、低质量和大量浪费,严重影响了政府及公共投入的有效性,也阻碍了基本医疗卫生服务的可及性。因此,加强和完善对农村基层医疗卫生机构的投入,保障基本医疗卫生服务供给的有效性和高效率,是改善农村地区卫生系统绩效的重要途径。

(三) 基本医疗卫生服务提供的实现方式

　　为保障安全、有效、方便、价廉的基本医疗卫生服务,我国政府做出了“把基本医疗卫生制度作为公共产品向全民提供”的郑重承诺,并决定加大政府投入,在 2009 年后的 3 年内增加投入 8 500 亿元[18],体现政府责任。但随之而来的问题就是这笔钱应该投在哪里? 如何真正用好这笔钱,将投入资金转化为有效果、有效率的服务? 应以怎样的方式来保障服务的供给,以实现基本医疗卫生服务的高效率和高质量? 对这些问题有两种不同的观点。一是认为长期以来卫生系统的低效率是由于政府投入不足造成的。政府投入的不足及价格机制的扭曲对供方产生负向激励,导致供方通过大处方和大检查增加收入和收益。如果为供方提供充分的预算资金,并加以完善监管时,供方会趋向于减弱趋利行为。因而应通过税收筹资,加大对公立卫生机构的补偿力度,即"补供方",由公立卫生机构直接提供服务,保障居民对公共卫生和基本医疗卫生服务的可及性。二是认为政府不是万能的,在很多领域应该而且必须发挥市场机制的作用。单纯增加政府对供方的直接投入并不能实现服务提供的效率,政府投入应通过补贴需方的形式,即"补需方",运用市场机制,通过服务购买形式来实现。但鉴于医疗卫生服务市场存在市场失灵的情况,因此应审慎选择服务购买方,以"有管理的市场化"方式运作。例如,经由政府税收补贴下的社会保险筹资后,代表参保者根据价格和供方的绩效来选择供方及服务,与供方签订合同,从而实现服务购买。

从国际学术观点来看,上述两种方法都是卫生服务购买的实现途径。卫生服务购买,即拥有财力资源的主体将之配置到服务提供方,并促使后者提供相应服务的过程。有 3 种主要途径来实现这一过程:第 1 种是政府利用一般性政府收入及保费(有时)直接向自己下设的卫生服务提供者下拨预算(买卖双方一体);第 2 种是制度上独立的购买机构(如医疗保险基金或政府机构)代表全体或特定人群向服务提供方购买卫生服务(买卖双方独立);第 3 种是个人直接向卫生服务提供者购买服务。许多国家都使用组合的卫生服务购买形式[19]。前两种途径是包括政府投入在内的公共资金投入方式,是广义的公共资金对卫生服务的购买。

当前,世界范围内医疗卫生保健服务的公共管理改革方兴未艾。改革的一个重要趋势就是将政府职能重新定位为决策者和监督者,并在医疗卫生服务生产和提供过程中鼓励私人部门更多地参与,而卫生服务支付方式及管理形式从过去的等级性、高度综合的集权方式(上述第 1 种方式)开始向基于服务购买和服务提供相分离的模式(上述第 2 种方式,狭义的卫生服务购买)转变[20]。但是即使在第 2 种模式下,如果只是进行被动的事后付款而不采取具有战略性的购买措施,仍然不能解决卫生系统绩效低下的问题。世界卫生组织(WHO)指出,所有国家都可以通过在卫生服务购买(狭义)过程中采取更具策略性的方针来提高效率和公平性。例如,在了解民众具体卫生需要的基础上决定所要购买的服务,并与供方事先约定支付的条款,将对卫生服务提供者的费用补偿与其绩效及服务成本、质量和效果等进行挂钩[19]。即采用购买与提供职能分离的且具有战略性的服务购买模式。

我国医改近期重点任务是"保基本、强基层、建机制"[21]。"保基本、强基层"表明了投入的重点领域和方向为基本医疗与公共卫生服务、基本医疗保障和基层医疗卫生机构,意味着政府投入将兼顾供方和需方(即通过直接政府补助或补偿形式补贴供方)。2010 年,各级政府按照不低于人均 15 元的标准落实基本公共卫生服务经费,2011 年将不低于 25 元,2015 年提高到 40 元;并通过补助基本医疗保险形式补贴需方。2010 年,各级政府对城镇居民医疗保险和新农合的补助标准为 120 元,2011 年将提高到每人每年 200 元,2015 年更是达到人均 380元。然而,资源投入的增加及方向的正确还不足以得到所期望的产出和结果。因为,钱本身并不能直接生产卫生服务,而必须通过一系列有组织的活动转化为有效果和高效率的卫生服务产出。因此,必须通过"建机制"处理好政府与市场、公平与效率、激励与约束等关系,建立起有利于增加服务,提高效率的长效保障机制,即公共资金投入(包括政府、社会投入)如何转变为具体的有效服务。在《意见》《医改 2009—2011 三年实施方案细则》及《"十二五"期间深化医药卫生体制改革规划暨实施方案》中指出:"政府提供必要的资金支持新型农村合作医疗、城镇居民基本医疗保险、城镇职工基本医疗保险和城乡医疗救助制度的建立和完善","积极探索建立医疗保险经办机构与医疗机构、药品供应商的谈判机制,发挥医疗保障对医疗服务和药品费用的制约作用","强化医疗保障对医疗服务的监控作用,完善支付制度,积极探索实行按人头付费、按病种付费、总额预付等方式,建立激励与惩戒并重的有效约束机制",即政府委托医疗保险经办机构作为医疗服务购买者发挥对供方的制约和调控作用;同时指出:"对包括社会力量举办的所有乡镇卫生院和城市社区卫生服务机构,各地都可采取购买服务等方式核定政府补助。支持村卫生室建设,对乡村医生承担的公共卫生服务等任务给予合理补助","政府负责其举办的乡镇卫生院、城市社区卫生服务中心和服务站所承担公共卫生服务的业务经费,按购买服务等方式补助",说明即使由政府直接对供方进行补助,也可以通过引入市场机制,遵循市场化运作,通过购买服务的方式来实施。在 2010 年底刚刚出台的国务院办公厅《关于建立健全基层医疗卫生机构补偿机制的意见》中明确指出,实施基本药物制度后,政府举办的乡镇卫生院、城市社区卫生服务机构的人员支出和业务支出等运行成本通过服务收费和政府补助予以补偿。基本医疗服务主要通过医疗保险付费和个人付费补偿;基本公共卫生服务通过政府建立的城乡基本公共卫生服务经费保障机制补偿;经常性收支差额由政府按照"核定任务、核定收支、绩效考核补助"的办法予以补助[22]。

以上政策体现了医疗卫生服务购买与提供分离的理念及战略性购买的基本构想。而战略性购买具体策略的设计与实施将是本书的重点内容,将在下文中予以进一步的细化和深化。本书所论述的基本医疗卫生服务购买机制,主要建立在服务购买与提供分离(即上述狭义卫生服务购买模式)基础上,既包括政府以普惠制的方式为所有参保者提供社会医疗保险参保补贴,通过第三方购买者实现购买基本医疗卫生服务的形式,也包括政府机构直接代表公众利益去购买卫生机构所提供的公共卫生服务的情形。无论哪种形式,都面临着如何有效代表参保者(居民)的利益,在维持服务质量的前提下,如何以更有效率的方式购买医疗卫生服务,即战略性购买策略的发展。基于上述分析,在农村,基本医疗卫生服务的提供方可以是包括社会力量举办的所有乡镇卫生院和村卫生室。但在目前阶段,受到地域、经济等条件的限制,在我国农村地区,尤其是西部农村,基本医疗卫生服务的供方还比较有限。因此,本书主要聚焦于政府举办的乡镇卫生院和政府投入建设的标准化村卫生室。

(四) 我国医疗卫生服务购买的实践及研究现况

如上所述,提倡服务购买和服务提供的分离,以战略性的服务购买来改善卫生系统绩效已逐渐成为当前国际医疗卫生领域改革的一项重要政策选择,特别有助于卫生服务系统质量和效率的提升[23]。一些发展中国家将这项内容作为政府卫生改革议程的核心环节,如哥伦比亚、匈牙利、伊朗、印度、肯尼亚、黎巴嫩、马来西亚、尼泊尔、巴西和俄罗斯等。许多发达国家已经将这项改革提上议事日程或投入工作进程,如澳大利亚、加拿大、法国、瑞典、英国和美国[24]。

但是建立一个有效的购买体系却并不容易,因为购买的成功与否取决于很多因素。例如,谁是购买方,购买方相对于供方力量如何,购买方是否代表了需方的利益等。此外,供方市场和法律法规环境对购买体系也有重大影响。目前国内有少量有关医疗卫生服务购买理论的研究[25—27],但多从政府购买角度,较少讨论政府监管下第三方购买者购买服务的情形,且对购买体系和购买机制的理论研究还相对较少。

2002 年 10 月,中共中央、国务院下发《关于进一步加强农村卫生工作的决定》,指出农村预防保健等公共卫生服务可由政府举办的卫生机构提供,也可由政府向符合条件的其他医疗机构购买[28]。2006 年 7 月,财政部、国家发改委、卫生部发布的《关于城市社区卫生服务补助政策的意见》指出:"社区公共卫生服务由政府采取购买服务的方式,根据社区卫生机构服务人口数和提供的公共卫生服务项目、数量、质量及单位(或综合)项目补助定额,在全面考核评价的基础上核定补助"[29]。截至目前,在北京[30]、上海[31]、山东[32]等地已开展了公共卫生服务购买的试点,但主要集中在城市社区卫生服务中心,且政策尚在实施过程中,服务购买的效果还在监测和评价中,向农村地区的基层卫生机构购买公共卫生服务的研究和实践则较少。

随着新医改提出"加快推进基本医疗保障制度建设。基本医疗保障制度全面覆盖城乡居民,3年内城镇职工基本医疗保险、城镇居民基本医疗保险和新型农村合作医疗参保(合)率均达到90％以上"的政策目标,我国已逐步进入"全民医保"时代。2010年,全国新农合参合农民已达8.35亿,参合率达到95％[33]。随着各地医疗保险覆盖面的延伸、经办机构角色的确立,由此派生出一个新的机制,即医疗服务的第三方购买机制,以此解决医患二元关系中内在不可避免的矛盾。然而,目前我国第三方购买者机制尚未健全。尽管医保经办机构掌握了大量的资金,拥有强大的谈判力和购买力,但是大多数医保经办机构仍采用事后"按项目付费"等被动的购买付费方式,针对供方的制约调控机制尚未形成,这种方式不利于引导医疗机构控制成本和改善服务质量。

支付方式是购买者对供方实施调控的主要机制。近年来,各地医保机构逐渐意识到运用自身强大谈判能力对供方加以制约的责任和作用,逐步开始对支付方式这一重要的购买机制进行改革探索,对按病种付费、总额预付等各种支付方式进行试点[34, 35]。在实施政府公共卫生服务购买过程中,也越来越多地关注服务产出和绩效[36]。但总体上,我国医疗卫生服务支付方式改革及研究更为关注费用控制问题,对绩效的评价也较多聚焦于服务量,对服务质量的关注明显不够;而且改革实践主要侧重在住院服务,对如何支付由基层医疗卫生机构提供的基本医疗门诊服务的探索相对较少,而对农村地区基本医疗卫生服务支付方式的探索在本研究之初则更是少之又少[37, 38]。

综上所述,我国对于基本医疗卫生服务,尤其是在农村地区的购买尚处于试点的起步阶段,关于医疗卫生服务购买的研究,也主要停留在概念导入阶段,对医疗卫生服务购买体系现状的认识,对购买策略的设计研究,以及购买策略实施后的效果评价研究都十分有限。在新医改背景下,从保障基本医疗卫生服务,提高卫生系统绩效目的出发,加紧对基本医疗卫生服务购买体系的研究十分必要,尤其是对基础薄弱、基层弱化的农村地区来说,在供方竞争有限、能力和供给不足的情况下,研究如何战略性地发展服务购买策略,优先购买哪些服务,采取怎样的具体购买机制,如何改变购买方对供方支付方式的设定,才能最终实现资源的合理配置,对供方形成有效的激励,从而提高卫生服务的可及性、效率和质量,显得尤为重要。

二、研究目的

本书主要通过规范性研究厘清卫生服务购买体系中各方的利益关系和互动机制,形成服务购买策略研制和设计的基本思路框架,基于案例研究,从农村基本医疗卫生系统绩效现况和主要问题着手,从服务购买角度进行问题诊断和根源分析,在此基础上进行战略性服务购买策略的系统设计,特别是购买方对基层医疗卫生机构支付策略的设计,并对购买策略实施情况和效果进行监测和评价。具体目标如下。

(1)研究战略性卫生服务购买的理论和实践经验,形成战略性购买策略的研制思路。

(2)基于案例研究,明确农村基本医疗卫生服务系统的主要问题,并从服务购买角度进行归因,从购买体系各方关系进行机制根源分析。

(3)设计农村基本医疗卫生服务总体购买策略,系统形成核心购买策略和购买支持保障策略。

(4)具体设计购买方对农村基层医疗卫生机构所提供的基本医疗卫生服务的支付机制和实施方案。

(5)监测和评价所设计的购买策略在农村地区的实施进展及效果。

三、研究框架与方法

(一)研究理论框架

1. 政策循环理论 将世界银行的政策循环理论[39](图 1 - 1)作为本研究的总体框架,对当前农村基本医疗卫生服务领域中的主要问题进行诊断分析,从服务购买角度查找原因并深入进行根源分析;运用新制度经济学,特别是委托代理理论,分析医疗卫生服务购买体系及其策略的内涵,结合卫生发展与改革理论框架提出农村基本医疗卫生服务总体购买策略,并在可行性分析基础上具体设计了购买核心策略——支付方式改革;最后剖析了购买策略的实施状况,并对政策干预进行评价。

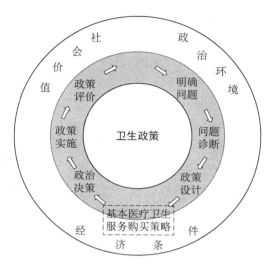

图 1-1　政策循环理论:系统分析的 6 个阶段

2. 卫生发展与改革理论框架　采用世界银行和哈佛大学的卫生改革与发展理论框架(图 1-2),围绕卫生系统绩效评价,即健康状况、风险保护与满意度3 个测量维度,评估效率、可及性、质量与成本 4 个中间指标,并追踪分析筹资、组织、支付、规制与行为 5 个调控机制的作用,是一种卫生系统模型。

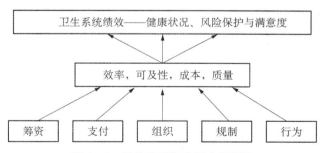

图 1-2　卫生改革与发展分析框架

筹资环节包含筹资方式、资源流向与优先项目的确定等制度安排,决定了卫生资源筹集的总量、资源分配的格局及确保提供的服务类别与范围。

支付环节是指向卫生服务提供者(包括医院和医生)的支付方式及其支付水平,它将直接决定卫生服务提供者的行为和卫生服务成本。

组织环节分为宏观组织与微观组织两个层面。宏观组织包括卫生服务提供中公立机构与私立机构的组合、卫生服务机构的类型、集权管理还是权力下放、竞争程度、服务合同等;微观组织包括卫生服务机构公司化还是自主化管理、服务外包及公立卫生服务机构的组织激励、管理人员激励、管理技能与态度、管理者权限、员工激励、员工能力与态度等。

规制环节是指通过行政、经济或法律手段营造基本的市场环境,解决市场不能解决的问题,纠正市场失灵和提供公共产品,纠正不良的市场结果等。

行为环节是指通过社会营销手段影响个人的就医行为、卫技人员行为、患者的依从行为及居民的生活行为等。

提高卫生系统绩效、改善居民健康状况是设计并实施基本医疗卫生服务购买策略的最终目标。卫生改革与发展理论框架在国际上已被较为广泛地应用,本研究依据该理论路径分析影响中间指标以至卫生系统绩效的问题根源,并与卫生服务购买要素相结合构建基本医疗卫生服务的购买策略。

3."结果链"逻辑框架　运用"结果链"(图1-3)可对农村基本医疗卫生服务购买策略,尤其是福利包调整和支付方式改革策略的实施和结果进行监测和评价。

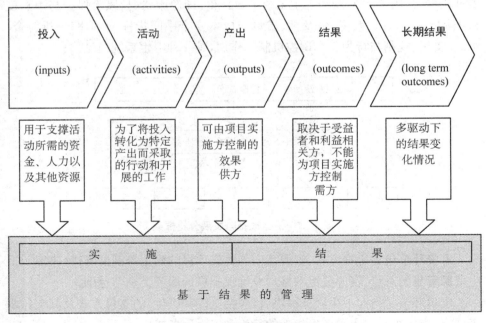

图1-3　"结果链"逻辑框架

"结果链"逻辑框架强调以"结果"为导向,将监测与评估作为促进干预/策略/政策向目标"结果"引导的管理工具,分为投入、活动、产出、结果和长期结果5个环节。各环节的含义分别如下。

(1)投入:用于支撑活动所需的资金、人力及其他资源。

(2)活动:为了将投入转化为特定产出而采取的行动和开展的工作。

(3)产出:项目实施方可以控制的效果,一般体现为供方的变化。

(4)结果:与产出不同,关注受益者和利益相关方的变化,一般不能为项目实施方所控制。

(5)长期结果:多驱动下的体系变化情况,往往是一定的干预/策略/政策无法实现的目标,但是期望发展的方向。

与传统的"结构—过程—结果"评价框架相比,"结果链"逻辑框架最主要的改进是以"产出"和"结果"区分了供、需方的变化。"产出"多为资源投入的接受方发生的可预期变化,是政策或项目产生的直接效应,主要反映的是特定活动的推进、进展情况。"结果"则是关注资源投入经过特定活动后,对政策对象或项目干预对象带来的影响。

(二)案例研究

宁夏回族自治区地处我国西北地区东部,是我国5个少数民族自治区之一。从全国范围来看,宁夏地区社会经济发展水平相对落后,位列西部各省区中游。与大部分西部农村地区相类似,其农村基本医疗卫生服务体系长期以来面临投入不足、资源较少且资源配置不合理、使用效率低下等问题。然而宁夏农村地区率先进行了多项卫生改革和试点,包括"药品三统一"取消药品加成,基本医疗卫生服务网络建设,新农合制度的大力推广和发展,政府购买公共卫生服务试点及卫生部、英国国际发展部和WHO三方合作开展的"人人享有基本医疗卫生服务"研究项目等。

宁夏地区社会经济和卫生事业发展水平在西部地区具有一定代表性,而其所面临的基本医疗卫生发展问题在我国农村,特别是西部地区又具有普遍性。因此,本研究以宁夏回族自治区为案例,在其山区农村地区选取两个县(海原县和盐池县),通过入户调查、机构调查及定性访谈等方法(具体调查方法见第三章),从其农村卫生系统现况和绩效问题出发,系统分析其基本医疗卫生体系各方关系并进行问题归因,并在此基础上发展出与当地相适应的基本医疗卫生服务战略性购买策略。尤其是从购买方角度对支付方式进行改革设计,并通过同一地区内比较县(彭阳县、同心县、西吉县)和对照乡镇的设立,通过自然试验(natral experiment)设计、配对整群随机试验(matched-pair cluster-randomized experiment)设计、倍差法(difference-in-difference)、计量经济分析方法等对购买策略改革干预实施情况及效果进行监测和评价(具体评价方法见第六章)。

第二章

卫生服务购买的理论基础、
国际经验与研制思路

本章首先论述卫生服务战略性购买的理论,包括战略性购买的前提、内涵、体系中各方的利益关系及购买结果的影响因素。随后介绍英国、西班牙、德国和捷克4个国家在不同卫生服务及保障体制背景下实施卫生服务购买的情况,并在此基础上总结各国经验对我国的借鉴意义。之后,在理论和实践研究基础上,结合卫生发展与改革理论框架,提出本书中进行医疗卫生服务战略性购买策略的研制思路和发展路径。

一、卫生服务战略性购买的理论研究

关于卫生服务购买的理解有很多,如资源的配置(resource allocation)、对供方的支付(payment)、与供方签订合约(contracting)等。

世界卫生组织(WHO)对"卫生服务购买(purchasing)"给出的定义是:"将筹集到的公共资金付给供方以获得一系列特定或非特定卫生服务或活动的过程。"它与资金聚集(revenue collection)、资源分担使用(pooling of resources)一起,成为卫生系统广义筹资职能中相互关联的组成部分之一[40]。因此,这里所说的卫生服务购买是广义的,意指拥有财力资源的主体将之配置到服务提供方,并促使后者提供相应服务的一种机制。主要有两种形式:一是政府利用一般性政府收入及保费直接向自己下设的卫生服务提供者下拨预算(购买方与提供方合一);二是制度上独立的购买机构(如医疗保险基金或政府机构)代表全体或特定群体向服务提供方购买卫生服务(购买方与提供方分离)[19]。第2种模式是狭义的卫生服务购买。无论人们是否意识到,卫生服务购买或多或少存在于各个卫生系统中。但是购买的具体目标、内容、形式、效果及其影响因素等却不尽相同。

现阶段,世界各国都不同程度地面临着以下挑战:卫生服务管理与供给部门如何有效地控制成本,充分有效地利用有限的卫生资源;如何应对居民与患者日益增长的不同层次健康与医疗服务需求与选择的压力;如何保障卫生服务效果惠及全社会,并促进居民健康状况的改善;以及在卫生服务领域中如何转变政府职能[41]。

尽管面临的具体问题有所差异,但值得注意的是,在国际卫生服务领域改革与发展过程中出现了一个共同的趋势:卫生服务的提供、补偿和管理,由过去高度集成模式开始向委托管理模式转变,后者建立在服务购买与服务提供分离的基础上,即从上述第 1 种模式向第 2 种模式转变。

然而,仅有购买方与提供方的分离是不够的,还取决于购买方的主动性和战略性。购买既可能是一个被动的过程,也可以是一个战略性的计划行动。通常将出于成本控制等目的而遵循预先制定的预算约束来补偿管辖的供方(即上述第 1 种模式)或者仅是简单地支付已产生的各种账单,即事后买单(上述第 2 种模式下被动支付情况)的做法称为被动性购买[42]。事实证明,这种被动性购买往往造成费用的上涨或质量的下降,影响卫生系统的绩效。有鉴于此,WHO 在2000 年的世界卫生报告《改进卫生系统绩效》中提出,如果卫生系统中存在购买服务的形式,则应当将"战略性购买"作为主要的改革策略,要从被动消极性的补助或购买,转变为主动的战略性购买模式,即以人群健康结果最大化和系统绩效提高为目标,通过对供方进行有效率的经济资源配置来实现[40]。这主要包括三方面的决策:购买哪些服务,以实现改善人群健康和满足人群需要的目标;如何购买这些服务,采用怎样的合同机制或者支付方式;从谁那里购买服务,因为不同机构在质量和效率方面有各自的相对优势[43]。

以下将从为什么要分离服务购买与提供的职能,战略性购买究竟是什么,应该怎么做,通过怎样的机制来实现,以及哪些因素会对卫生服务的购买产生影响等,来进一步阐述卫生服务购买的理论。

(一) 服务购买与服务提供的分离

由于公共卫生服务具有典型的外部性,而医疗服务由于供方垄断性和供需双方信息的不对称性,因此在这两个领域都存在"市场失灵",导致需方无法像购买一般产品一样购买医疗卫生服务,前者需要依靠政府来进行有效提供,后者往往依靠一个具有强大购买力的机构来作出更好的购买决策。同时,由于疾病风险的不确定性,需要保险机制来分担个体无法承受的重大风险。因此,用于医疗卫生服务的资金需要筹集在一起,再分配到不同的部门或机构。行使权利的或是一个政府部门(如英国),如卫生部、财政部或社会保障部,或是一个社会保险基金(如德国),也可以是私人保险基金(如美国)。但无论哪种情况都面临着对筹集到的公共资金和资源进行配置和使用的决策。

公共卫生服务往往是公共产品或准公共产品。有观点认为基本医疗就狭义理论上讲是私人物品,但是由于其属于社会保障体系的一部分,所以应属于准公共物品[44]。因此,政府都应当承担起保障公共卫生和基本医疗提供的主要责任,通过公共资金的筹集和使用,保证服务的充足供应。保障的形式可以是直接组织生产提供,也可以是出资购买(狭义)。

那么究竟"是生产还是购买"呢?诺贝尔经济学奖获得者 Williamson 在 1985 年从企业角度提出了这个命题,并分析了企业的生产边界如何决定。对一个追求利润的生产企业来说,会选择交易成本最小、经济效益最高的组织形式,在机会主义、有限理性盛行及资产专用性不允许达成经典的、完全的契约的情况下,他们会选择"生产"。否则,企业则会"购买"[45]。这一理论对公共服务领域同样具有适用性。公共卫生和基本医疗领域到底应由谁来生产提供,应采取怎样的提供模式,取决于哪种模式在提供产品时更具总体经济效益。

由政府直接提供卫生服务,意味着从筹资到服务提供及管理,一切都是公有的。与很多其他公共服务领域一样,完全由政府来组织生产常常由于行政管理体制僵化等原因遭遇政府提供的低效率服务,所伴随的资金配置方式也是简单地从一个政府部门配置到另一个政府部门。有学者用政府"职员偏好理论"和"官僚偏好理论"来解释政府提供服务低效的原因[46]:政府部门并不把追求人民的利益放在首位,而是追求自己部门的利益;很多国家的卫生部门实际上是在保护医疗机构及雇佣员工的利益,而把他们所提供服务的质量与效率放在次要的位置。此外,由于对竞争的限制,较其他机构具有可获人力或资金补贴的优势,低于成本的服务提供,政府举办的公立医院在卫生服务市场中往往居于垄断地位,官僚作风造成卫生机构内人员拥有"铁饭碗",晋升论资排辈,并未根据工作表现高低给予员工奖励;这些官僚机构往往对患者的需求不重视、反映差,生产力低下、医疗服务质量差;由于缺乏竞争和革新,随着时间的推移,这些官僚机构及所提供服务的效率越发低下。

面对政府财政危机,社会福利政策难以为继,政府机构日趋庞大臃肿,效率低下,公众对政府能力失去信心等诸多问题,在公共政策领域,人们开始重新审视政府的角色和责任。"通过市场和竞争可以加强效率"这一观点及其他现代经济学理论对"新公共管理"运动产生了深刻的影响。新公共管理(new public management，NPM)是20世纪80年代以来兴盛于英、美等西方国家的一种新的公共行政理论和管理模式，也是近年来西方规模空前的行政改革的主体指导思想之一。它主张在政府等公共部门广泛引入市场或准市场机制，采用私营部门成功的管理方法和竞争机制，重视公共服务的产出，从层级管理向扁平组织及合同管理转变，公共部门资助与独立部门供应相对分离[47]。

自该运动启动以来，很多原先以税收筹资为主的国家卫生服务体系(national health service，NHS，如英国、西班牙、挪威等)也相继出现了服务购买与提供在功能和组织上的分离，其关键是通过引入市场和竞争元素以增强服务体系的反应性、问责和效率。在这些系统中，购买方可以由地方政府部门担任，如西班牙、意大利和芬兰等；也可以由政府注资或委托给独立的购买型机构或保险机构，如英国在1991年后建立全科医生基金持有计划及初级卫生保健托管基金。服务提供方可以是公立机构，即通过建立内部市场，人为划分购买者和提供者，购买者以产出或结果而非投入要素对提供者进行资源配置，注重对供方的激励，加强供方自治，促使内部组织之间进行竞争，达到提高服务绩效的效果；也可以是其他供方组织，即将公立机构以外的私立营利性或非营利性机构也纳入购买行列[48]。

上述NHS下购买方与提供方分离，政府实施监管的模式与传统意义上的社会医疗保险体系(如德国)运行模式相类似。在这些体系中，或公立或私营的社会医疗保险机构或"疾病基金"作为第三方购买者与供方完全分离，而无论购买方还是供方都独立于制定规则和实施监管的政府层面。

自新中国成立以来，我国卫生服务体系长期实行购买提供合一的集成体制，即政府通过预算拨款经由其所有的公立医疗卫生机构提供服务，然而政府预算的不足和低效率一度严重阻碍卫生事业的发展，而后政府缺位下的过度市场化又因为市场失灵带来新的危机。自20世纪末社会基本医疗保险制度建立发展以来，随着参保人数的大幅增加，医保资金的不断扩容，医疗服务购买与提供职能分离的格局逐步形成；同时，近期所提出的公共卫生服务政府购买则是通过内部市场的建立所形成的服务购买与提供分离的另一种表现形式。

关于卫生服务购买与服务提供的分离是否可以获得净收益，卫生服务的购买与提供究竟应采取怎样的模式，新制度经济学还通过"治理结构(governance structure)"给出了解释。治理结构一般可以分为层级型(hierarchies)、市场型(markets)和网络型(networks)3种形式。网络型拥有市场型和层级型的双重特征,所有权如市场型一样分离,但又像层级型由一个单独的机构来加以控制。不同形式的买方组织和治理结构可以产生不同的成本和利益结果。层级型(购买提供集成)尽管会产生最低的交易费用,但对效率的激励不足。相比较而言,市场型(高度竞争的完全自由市场式的服务购买)往往能获得更高的经济效益。但一般在竞争性强、复杂性和不确定性弱,规模经济较少存在的情况下,市场型的经济效益才比较明显。然而,医疗卫生领域往往不具备这些条件。因此,治理结构通常向折中的网络型发展,包括合作模型(建立在长期合约上的服务购买)。在这个模型中保留了购买与提供的分离机制,可提高效率;但也强调了长期合作关系及决策的整合。这个模型中的关系型契约是建立在相互信任基础上的,所以能节约交易费用[49]。

究竟采用怎样的治理结构要考虑所提供服务的种类、组织、制度和体系的特点等因素。但是改变治理结构并非一朝一夕可以实现的,如在某些地区,供方组织有限,竞争不足,很难采用更偏向市场型的治理结构。更为重要的是,在不同的治理结构下,战略性地发展资源配置和购买的策略,如在层级型或网络型模式下,引入竞争机制,关注服务绩效,以此可以促成卫生系统绩效的提升。

(二) 卫生服务战略性购买的内涵和特点

仅有购买者与提供者的分离并不意味着战略性购买的形成。按照传统做法,卫生服务提供者按照其所提供的服务获得补偿并且(或者)由中央政府根据上一年的预算向其他各级政府、部门和项目实施单位拨付预算。这些做法都被称为被动购买。更加主动的购买则能够通过对国民的健康需要及其在各国之间差异的审查来提高购买的质量和效率。但是哪种干预措施和服务可以在既有的资源下最好地满足患者需要和期望?通过哪一种预防、治疗和康复服务组合来实现更合适?这些干预和服务如何购买?如何提供?向谁购买?谁来提供?[19]

在日常的购买实践中,在购买之前,购买者会关注购买需要,关注成本,关注服务结果和产品效果,评判花费是否有所值,考虑如何获取更具性价比的服务。同样的,在进行卫生服务购买时,也应当融入战略思想。相比于传统的被动性购买方式,战略性购买具有更多的内涵,旨在应对卫生服务系统出现的各种战略性挑战,担负起改善卫生系统绩效的重要职能。

首先,战略性购买强调关注公众的健康需要,即购买的目的是为了满足需要,而不仅仅是需求。因此,不仅涵盖治疗性服务,也包括预防性服务。当把人群的卫生需要和消费者的期望纳入影响购买决定的因素时,可以更好地实现和满足人群的卫生需要和消费者的期望。

其次,就是购买的决定要符合购买的目的,即将经济资源的实际配置与公众健康的优先需要、卫生系统的发展计划相结合,以现有的资源达到健康收益最大化为目标,提高资源的配置效率,从而增进社会福利。以公众的健康需要为购买目的,随之带来的就是对服务结果和产出的关注。哪些服务更加具有成本效果,可以满足公众的健康需要,进而就将资金投向这些领域。因此,购买实现了传统由计划职能来完成的资源配置工作,解决了一直以来困扰卫生决策者的难题,即如何消除卫生计划与预算分配之间的差距。

第三,向购买服务模式转变应注重供方激励机制的重塑,运用支付方式、合同签订及监督机制等促使其行为模式的自主转变。例如,改变传统单一的报销模式,通过经济激励与风险承担从正反两个方面影响供方的决策;再比如根据供方的绩效进行付费。这些经济杠杆的使用,一方面从外部角度促使供方主动深化其内部管理改变,进行合理的技术改造和流程再造,并改善服务质量,提高绩效和应对能力,从而提升服务的技术效率;同时也改变了以往政府(集权计划预算模式)或支付方(被动付费情况下)的无限经济责任,实现在购买方和提供方等利益相关者之间风险的合理配置与共担。

第四,在原有公立运作的卫生系统中引入内部市场化改革,可以减少传统的等级结构所造成的行政管理体制僵化等缺陷。在这种制度安排下,政府部门只有通过筹资和购买(或委托其他机构购买)保证卫生服务的提供,政府角色从过去的"命令与控制(command-and-control)"转变为"引导和协调(steer-and-negotiate)"[50]。而提供者则被要求集中精力提供购买方所需要的有效率的卫生服务,实现微观管理权的合理分散和决策权的移交。

最后,卫生服务提供与需求分离的购买模式可以在公立和私立提供者之间引入竞争机制,从而实现利用市场机制来促进卫生服务效率提高的目标。

战略性购买的引入,是为了战略性地解决"如何将资金转化为有效服务"的问题,体现的是一种融入了公众需要、成本-效益理念、竞争理念、契约理念、绩效评估的目标型管理。理论上来说,它能够提高并改善卫生系统的整体绩效(包括效率、质量和公平性及反应性)。以上是卫生服务战略性购买的内涵,也是其区别于传统被动性预算或购买的特点。

（三）卫生服务战略性购买体系中的各方利益关系及互动机制

战略性购买是以提升公众的健康效益为目标的。传统的服务提供模式是建立在需方和供方之间的委托代理关系上的，供方对单个需方的需求做出反应。此时的购买方（准确地说是支付方）只是简单地充当"出纳员"角色。然而在此过程中，出于种种原因（如需方未意识到自己的需要），需方未必能将自己的需要转化为需求，供方也未必能满足需方的需要，即使需要得到满足也未必以合适的方式实现。因此，在传统的供需方二元模式不适用的情况下，较为理想的是分化出新的功能定位，由一个战略性服务购买角色对公众的需要进行评价，尤其是那些无法转化为需求的需要，随后综合决定这些需要被满足的途径，之后通过合适的方式向合适的供方购买相关服务，并监控服务的效果，以此循环不断改善公众的健康。简单地说，战略性购买是购买主体代表需方向供方分派资金以获取需方所需要的医疗卫生服务的过程。所以，在这个过程中，涉及购买方、需方和供方。2000年，世界卫生报告中指出一个好的政府应当承担起"对公民健康细致负责的管理"职能，而购买方的购买决定常常在政府的指导或监督下进行。因此，不同于一般购买，战略性购买还强调政府的监管角色。所以，政府参与成为战略性购买体系框架下一个十分重要的环节。

有学者提出，可以用经济学中的委托代理理论来分析战略性购买过程中的不同角色职能及其组织背景[43]。经济学中，委托代理关系泛指任何一种涉及非对称信息的交易，交易中有信息优势的一方称为代理人，另一方称为委托人[51]。由于信息优势，代理人比委托人在从事某项工作时有更高的效率。因此，委托人会将工作委托给代理人。但委托人和代理人的目标不总是一致的，在缺乏引导和控制的情况下，代理人常常做出委托人不希望的行为。而在非对称信息情况下，委托人不能观测到代理人的行为，只能观测到相关变量，这些变量由代理人的行动和其他外生的随机因素共同决定。因此，委托人会通过一定的手段和机制（如选择代理人、经济激励、规制等）使得代理人按照其需要和目标行动，即选择满足代理人参与约束和激励相容约束的激励机制来使自己的期望效用达到最大化。而实际效果则取决于委托人相对于代理人力量的强弱及机制的运用是否得当。在战略性购买模式中，至少包括3种委托代理关系：①需方和购买者之间的关系；②购买者和供方之间的关系；③政府和购买者之间的关系。而在这些委托代理关系中必须建立一定的机制才能解决或改善由于信息不对称和目标不一致所带来的代理问题(图 2-1)。

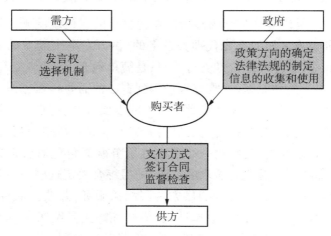

说明:箭头从委托方指向代理方

图 2-1 卫生服务战略性购买各方的委托代理关系及互动机制

第 1 种委托代理关系发生在需方和第三方购买者(比如,卫生当局、地方政府、疾病基金等)之间,需方是委托人,购买者充当的角色是在卫生服务购买中需方的代理人,代替需方做出购买决定[52]。这一关系中的关键问题是代理人的购买决定在多大程度上反映了消费者和公众的需要与选择。

消费者和公众对代理人的影响机制概括起来可以分为"发言权(voice)"和"选择(choice or exit)"[53]。所谓"发言权"是指公众或居民通过各种政治、管理或法律手段影响购买者的行为,主要有 4 种机制:一是为公众提供信息和咨询,收集评估大众的意见。例如,在英国很多社区都设立了自己的居民委员会,主要功能是向居民提供信息并收集和审核社区居民的意见。再如,很多国家都实施的居民及患者的调查;二是患者或消费者团体,在西方很多国家都有这样的团体,比如法国、荷兰、意大利等,通过游说间接影响购买决定;三是正式的表达,主要是指政府部门制定福利包和地区卫生主管部门或保险机构做购买决定等的决策程序中包括需方的正式参与;四是通过立法规定患者的权益和购买者的责任,并建立投诉机制。而"选择机制"则是指通过市场手段影响购买者的行为,即需方可以选择不同的购买者,如德国、荷兰和捷克,或选择不同的医生和医院,如挪威。

第 2 种委托代理关系发生在第三方购买者和服务提供者之间,购买者是委托人,供方是代理人。在这一关系中,我们所关心的是供方是否能提供购买方所需要的服务,购买方如何影响供方所提供的服务,即这些服务的组合、质量和成本。作为委托人可以使用一系列的补偿、支付、合同、监管及控制手段来要求和确保供方作为它的代理人来提供质量合格、价格议定的卫生保健服务,以及适当的卫生服务组合。

Oxley 将委托方与代理方之间的财务关系分为 3 类:一是集成模式,即将两者限定在同一制度体系下,也就是上述购买方与提供方分离之前的情形;二是报销模式,即在无限制的按项目付费方式下,当服务发生后进行事后报销,通常由代理方决定服务的种类和质量,且其与财务后果关系不大,也就是上述被动付费的情况;三是合约模式,即委托人和代理人就支付的条件和情况在服务发生前进行事先的协议,使得双方对服务的数量和质量有明确的约定[54]。

通常认为第 3 种模式是战略性购买应采用的模式。双方之间签订的合约与费用支付方式就是最常见的购买方影响提供方的工具。合约机制是整个购买过程中最为清晰有形和可操作的部分,其过程包括主动的谈判和之后协议的签订,合同内容包括交易的方式和双方的收益及风险的分担,有效的合同还包括购买者可以选择其签订合同的对象。这一机制在世界范围内还比较新颖。在一些中央集权或宏观购买的国家往往用直线式管理替代合同关系,即使在一些分权的、地方购买的国家也多采用中央谈判和控制的手段,但这种机制在逐步演变,如英国、西班牙、捷克等国。相对而言,费用的支付方式则是一种历史悠久的机制,它通过支付的对象、单位、时间、依据等形成对供方的激励、调控和制约作用,是购买方对供方行为的主要影响机制,对供方组织、市场结构也会产生影响(将在第五章中对此进行重点论述),可以隐含于合同之中。支付方式及其激励机制运用得当与否直接关系到供方的绩效表现。目前的国际趋势是初级卫生保健类服务倾向于按人头支付,二级医疗服务则采取总额预算下的按病例支付[通常是按诊断相关组付费(diagnostic-related groups,DRGs)]的方式[55]。此外,供方所处的不同的组织性质和环境(如预算制或公司制,营利性或非营利性,垄断或竞争)及供方的内部管理机制(如员工收入分配是否与临床实践有效结合等)会影响供方对购买方所运用的支付工具的反应,从而对这一委托代理关系产生影响。

第 3 种委托代理关系发生在政府和第三方购买者之间。政府是委托人,购买方是代理人。政府执政有其政治目标,是否保证和维护其公民的健康权利通常是对其执政效果评价的最为重要的指标之一。因此,政府将卫生服务的提供购买决定委托给第三方购买者,将筹集到的资金交由其用于购买支出,而由自己担任"监管(stewardship)"这一被认为卫生系统中最重要的角色。监管职能包括政策方向的确定、法律法规的制定及信息的收集和使用[56]。这些机制的应用是为指导和规范购买方的购买活动,确保其实现政府确立的改善人群健康,提高人群福利的社会目标。其中法律法规的制定是核心职能,在战略性购买过程中主要有几方面的体现:一是对国民福利包的规定和保障;二是对购买方预算的规定和执行,如国家层面的筹资通常按人头拨付到各个购买方(如英国、西班牙、捷克),或由国家规定统一的保险费由各购买方自行筹资(如德国),或由地方政府直接筹集并分配资金(如芬兰、挪威);三是战略性的卫生发展计划,如高新技术的评价和审批、医疗机构的发展计划等;四是卫生服务价格的规定;五是对购买方绩效的监督和报告制度;六是当采用地方或权力下放的购买模式时,协调中央和地方权责的规定。如在英国,以允许地方"争取的自主权"的方式来协调中央的控制和地方的自由度,即当地方上的购买机构表现出良好的绩效和效率时,中央政府会放宽对它们的决策限制[57]。

以上购买体系中各方的关系及其互动机制是购买策略或方案价值判断的依据,即所采取的是否为战略性购买策略,也是购买策略能否达成系统目标的关键,可以此评判购买体系现状并寻求改善策略。因此,战略性购买是购买策略设计和改进的重点,在设计或改进购买策略前应仔细加以分析。

(四) 影响卫生服务购买结果的因素

战略性购买是为了有效率地利用现有资源,实现人群健康结果最大化。然而这一结果是否能够实现取决于很多因素,十分复杂。因为购买体系至少包括连接卫生系统中不同层级的参与者的 3 个关键的委托代理关系。这些关系的特征及关系中互动机制的运用,比如谁是购买方,购买方对供方采用了怎样的杠杆工具,购买方在多大程度上代表了需方,肯定会影响购买体系整体的效果。同时购买策略是否可以达成理想的结果,还受到大量先决条件和背景因素的影响。例如,潜在的资金筹集机制、供方市场结构、规制环境等[23]。有学者提出,对购买结果可能产生影响的因素(即在设计和实施卫生服务购买策略之前应考虑的问题)至少包括 5 个方面(图 2-2),即政治经济大环境、医疗卫生服务领域各利益相关者的情况、购买方和供方的组织结构、制度环境、管理能力及主要的购买政策[58]。本书在结合国内实际时关注到了这些影响因素,但并未给予详细分析。

政治经济环境

- 国家政府定位选择
- 政府失灵
- 市场失灵
- 利益相关者

主要政策设计

- 潜在的资金筹集机制
- 潜在的风险共担机制
- 购买机制
  - 购买内容
  - 购买对象
  - 购买价格
  - 购买(支付)方式

组织结构

- 组织形式(所有制、规模、合约关系)
- 市场结构(购买方与服务方横向、纵向联系及分割程度)
- 激励环境(决策权大小、财务责任、市场化程度、责任义务、社会性功能)

制度环境

- 法律
- 规章制度
- 管理程序
- 惯例

管理能力

- 管理层级
- 管理动机
- 管理技巧
- 管理工具(财务、人力、信息系统)

图 2-2 卫生服务战略性购买结构的影响因素[58]

二、卫生服务购买的国际实践及经验总结

(一) 典型国家的实践

纵观世界各国,在卫生系统中引入战略性购买机制以实现系统绩效的改善已经成为共识,并进入实践。一些原本采取集成式卫生服务提供模式的国家,开始实行购买者和提供者的分离,并探索相关机制的改革,如英国、西班牙、瑞典

等;而一些原本就以社会医疗保险支付服务提供为主的国家,也在试图调整各类社会保险机构定位和购买策略,从原先被动"出纳员"的角色转向战略性购买机构,如德国、奥地利、荷兰等。同时,一些经济转型国家和发展中国家,也从本国国情出发,开始对一些服务项目进行购买的试点。以下将分析几个典型国家的服务购买,特别是基本医疗卫生服务购买的情况,从总体情况、购买机构、体系中的各方利益关系分别进行阐述。

1. 英国　英国主要发展的是基于初级卫生保健的购买,属于地方层级(微观层面)的购买。1991年,卫生体制改革实行,国家卫生服务体系(NHS)中卫生服务的购买者和提供者开始分离。卫生部门不再直接承担医疗卫生服务的供给,而是通过成立托拉斯(NHS trust)提供卫生服务。前者以合同形式向后者所代表的医院(或其他医疗卫生服务机构)及全科医生购买卫生服务。起初,主要实行全科医生基金持有计划(GP fundholding),规定达到注册数和服务质量标准的全科医生可以申请成为基金持有人,代表其注册患者向医院或其他卫生服务机构购买二级医疗服务,实现"钱跟着病人走"。截止1998年,约有3 500名作为基金持有人的全科医生,并覆盖了60%以上的人口。1997年,工党上台,逐步废除全科医生基金持有计划,在全国范围内设置初级卫生保健托拉斯(primary care trust, PCT),以强化PCT在资源分配上的作用。目前,全国300个PCT与所有全科医生签约,每个PCT平均覆盖17万人口,负责评估所在地区卫生服务需要及当地社区初级卫生保健服务的提供,并向医院托拉斯(NHS hospital trust)购买二级医疗服务。根据2004年4月的数据,PCT执行经费约占NHS年度经费的75%,意味着基于初级卫生保健的服务购买形式的保留和拓展。

购买体系中各方关系的分析。首先,需方与购买方的关系。社区居民委员会(Citizens Juries)是患者和公众影响购买组织决定的主要方式。20世纪90年代,NHS在很多社区建立社区居民委员会制度,以协助确定当地PCT购买公众所需服务。一般而言,社区居民委员会根据社区人口确定12～16名代表,要求代表能够公正地代表社区的意愿。主要功能是收集和审核社区居民的意见,以书面报告形式反馈给购买组织,并为居民提供咨询服务。同时,在引入PCT作为购买组织后,为保证这些机构的社区化,PCT由董事会管理,董事会成员中包括社区居民。另外,英国对于患者权益十分重视。1991年,政府制定的患者宪章(Patients Charter)确立了患者的权益和所购买服务的标准。如果居民对于卫生服务不满,可以向与NHS相独立的健康服务专员进行投诉进而追究责任。"用脚投票"方式在英国也能发挥一定的作用。虽然受地理因素的影响,居民只能选择所在地的 PCT,但是可以选择同一 PCT 下属不同的全科医生,以获得更好的服务。

其次,购买方与供方的关系。从契约关系来看,在 1991 年 NHS 实行的"内部市场化"改革中,购买组织与供方签订合同明确需方所需服务,以条款形式规定供方应当提供的服务。1997 年,合同形式被劳资框架协议所替代,但其本质是一样的。同时,在协议中加入长期条款,以期降低交易成本。2004 年,建立了"质量和结果评价框架"(quality and outcomes framework,QOF),并引入新的全科医生合同中。从支付方式看,由 NHS 直接向各 PCT 划拨预算经费,再由该机构按人头费、津贴及按项目方式,以及上述按绩效支付方式支付给全科医生。对医院的支付方式主要采取类似于 DRGs 的 HRGs(healthcare resource groupings,HRGs)方式。

最后,购买方与政府关系。政府和购买组织的关系主要体现在监管上。英国逐步将购买权力下放,放宽中央政府控制力度,推动地方自主化建设,基本卫生服务购买已下放到社区基层(micro-level)。当购买组织工作表现优异时,获得的自主权则更大。但在权力下放的同时,国家标准规定和管制力度加强,以保证购买组织的工作绩效和医疗机构的服务质量。新近建立的卫生服务委员会(Healthcare Commission)即为政府监管机构。此外,英国正在致力于建立完善的购买组织信息上报系统和绩效监管体系[43,59,60,61]。

2. **西班牙** 与英国相类似,西班牙原先实行的也是国家卫生服务体制,之后逐渐开始由中央政府统一税收后转移到 17 个行政区(相当于省级),由省级政府实行卫生服务购买模式,而中央政府仅保留监管职能。

从委托代理的关系上看。首先,需方与购买方的关系。患者对于购买组织几乎没有什么可选择性。虽然法律规定,由于急诊、旅游或其他原因,人们可以选择境内任何一家购买组织,但因为省际的资金流动可能造成利益损失,且不计入医疗卫生服务的偿付体系中。因此,医疗机构不愿接收省外患者。

其次,购买方与供方的关系。1992 年起,基于"目标管理"方法,开始实施省级购买组织同供方之间建立合同的计划,同时双方在合同内制订详细目标,但主要体现在对合同双方行为的约束上。此后,合同包含内容被不断修正。截止 1998 年,基于基础数据的信息化系统覆盖了 90% 的医疗机构。从支付方式上看,全科医生在新的基本医疗服务体系内获得工资和人头费(人头费约占总收入的 15%)。而对医院主要采取总额预算与按诊断相关组付费(DRGs)相结合的方式。过去,西班牙的医疗机构是政府预算单位,管理者由省政府任命,因而缺乏自主权。随着购买的引入和私有化的趋势,一些医院托拉斯逐渐出现,而根据1999年颁布的国家预算法,医疗机构可以采取更加自主的组织形式。

最后,购买方与政府的关系。这层关系在西班牙主要体现在政府要求购买组织向患者和大众提供卫生福利包上。1995年,国王法令对普遍适用于整个系统的基本福利包做了明确定义和规范,内容包括初级卫生保健和专科卫生服务、药品、整形外科、保健食品、患者转移、公共卫生和社会服务。行政区可以根据自身新的职权范围审批通过本区的卫生服务福利包,而这些服务往往比国家卫生服务体系提供的服务项目要多[62—64]。

3. 德国　在德国,为数众多的法定社会健康保险机构(疾病基金)是卫生服务的购买组织,强调社会团结互助,政府不参与。因此,采取的是基于社会健康保险的购买模式。据2003年1月的数据显示,共有319家法定医疗保险机构服务于7 090万被保险人。虽然每个保险基金服务人口并非以地域划分,但每个保险基金服务的人口通常在10万~50万。

从委托代理关系上看。首先,需方与购买方的关系。国家立法规定疾病基金设立理事会,由参保的雇员和雇主选举产生。理事会负责制定保险合同及附加条款和其他规则,制定保险费率标准,监督审核预算和费用使用情况等。同时,德国历来提倡强化法律规范来保障患者权益。1993年、1996年两次立法强调公民对保险机构的自由选择权,以鼓励保险机构之间的竞争。但由于法律规定统一的公民福利范围,因此不同保险机构提供的卫生服务类型及其质量并不存在多大竞争。当患者出现无法自由选择保险方,未能获得应有权益等问题时,可诉诸法律手段获得解决。但在德国的社会保险基金购买模式下存在一个问题:疾病基金往往忽视对预防保健服务的购买。因为此类服务通常建立在人群基础上,且多为公共产品,因而在购买机构和需方的关系并非建立在地域基础上,且购买机构相互竞争的情况下,不受购买方的重视。

其次,购买组织与医疗机构的关系。从契约关系看,保险机构对供方的选择权很小。德国医疗保险经过多年发展,逐步形成了地区性供方集体签约制度,不注重医疗保险机构与单个医疗机构之间的合同关系。谈判机制缺乏对个体的考虑,合同中有关卫生服务和费用的条款和条件也缺乏针对性,支付制度及议价水平也是基于联邦整体水平。2003年的一项提案提出废除集体议价制,给予医疗保险机构更多选择权,但是该提案遭到医师协会的强烈反对。2004年,该情况有所好转,在患者同意的前提下,保险机构可以只同一定数量范围内的医疗机构签署协议。就目前来看,修改集体议价购买机制的进程仍然艰巨。从支付制度上看,疾病基金直接偿付给医疗服务提供者,如对门诊服务一般采用以人头为基础的总额预算,对住院一般以按诊断相关组付费(DRGs)。

最后,购买组织与政府的关系。政府的监管思路是以宏观管理为主,重点放在监督上。政府一般不参与法定医疗保险机构的具体事务,而是注重对市场进行调控和监督。联邦社会保险局主要负责直接监管隶属于联邦的近 180 个法定医疗保险机构(业务跨 3 个州以上)和所有私人健康保险机构。其开展的监管内容有:负责审批法定医疗保险基金组织或者私人保险机构的设立;审核法定医疗保险机构的章程、服务合同;审核法定医疗保险机构保费的调整和年度财务预算、决算及收益;检查基金组织的储备金和不动产投资情况。此外,联邦社会保险局的另一个重要职能是均衡各法定医疗保险机构之间的支付风险。这也是其问题所在:不同机构对于卫生筹资的贡献不同,但机构的支付费率却是全国统一的[43,62,65,66]。

4. 捷克　捷克是经济转型国家。虽然其目前采用同德国相类似的社会健康保险体系,但由于政治、经济等历史背景与西欧国家不同,其过去的卫生体系主要采取中央集权的"命令与控制"制度,因此对其现行购买体系可能带来不同的影响。

在东欧剧变和苏联解体的历史背景下,社会医疗保险制度被引入捷克,由个人、雇主和国家共同筹资。自 1993 年起,捷克成立 9 个健康保险基金组织。这些基金组织属国有或集体所有制的非营利机构,接受政府筹资,但有一定的自主权。引入多个保险基金的初衷是为鼓励购买组织间的竞争,但竞争的结果是各健康保险基金面临着巨大的筹资和服务购买的困难,导致以补充医疗保险为目标的竞争改革失败,最终于 1997 年完全抛弃。虽然患者仍有选择不同健康保险机构的自由,但由于各保险基金组织的服务项目和服务费用基本一致,几乎不存在竞争。由于每个保险基金服务的人口相当于省级水平,因此也属于中观层面的购买。

委托代理关系分析。首先,需方与购买方之间的关系。作为大众的代理人,购买组织向公众提供保险基金组合和卫生服务提供者的相关信息。但是信息分享的内容十分有限,甚至像哪些医院可以获得何种类型的卫生服务这样的基本信息都无从得知。捷克法律规定,健康保险基金的监督委员会的成员中必须包括被保险人,以体现患者的权益。患者有较好的自主选择权,但正如上文所述,起先捷克不同健康保险基金提供多样化的服务项目,被保险人通过"用脚投票"

方式能够促进医疗服务的绩效。然而,随着各保险基金项目的日益趋同,患者对于保险基金的选择已无法达到实际效果。

其次,购买组织与医疗机构的关系。从契约角度上,购买组织和医疗机构在国家层面上集体签约。随着捷克在大范围内引入按诊断相关组付费(DRGs)支付方式试点,在兼顾固有的国家层面合约的条件下,不同的健康保险基金可以根据医疗机构完成合约的优劣进行付费。从支付制度上看,基本卫生服务是按人头和按项目进行支付的;在专科服务和住院服务上20世纪90年代初主要采用按项目付费,希望能以此提高卫生系统的服务效率,但该补偿机制带来了消极的后果,即导致卫生服务的诱导需求和不合理利用。因此,开始逐步引入在总额预付下的按诊断相关组付费(DRGs)的方式。

最后,购买组织与政府的关系。在政府、购买组织和医疗机构多方共同商讨健康保险的覆盖范围和补偿方案时,政府监管整个协商过程,并有权决定协商结果是否被批准通过,如果协商没有达成共识,政府将自行做出决定并予以执行。同时,政府提出了一些相关法案的修改计划,如在2000年,卫生部向政府递交了《法定健康保险法》《各部门、团体、公司及其他健康保险基金法》《全民健康保险基金法》及《全民健康保险缴费法》的修改计划,然而,由于种种原因,这些修改意见一直没有通过。但这些尝试至少可以表明,捷克政府部门意识到有必要通过制定相应的法律规范及政策文件来推动卫生改革进程[43, 62, 67, 68]。

(二)国际经验总结及对我国的启示

购买服务模式的引入是为了推进政府卫生投入方式的根本性转变,以适应卫生服务系统的战略性挑战。目前,我国正在积极地进行医疗卫生服务购买的引入和试点,包括各类社会基本医疗保险、新农合基金及机构的建立,使得购买方和提供方在形式上得以分离;运用包括支付方式在内的各种激励手段引导供方行为,以实现医疗费用控制等目标;积极探索政府购买公共卫生服务的方法,以实现公共卫生均等化的目标等。

从上述各国实践可以看到,虽然总体目标和发展方向都是为了提高效率并改善卫生系统的绩效,但是在购买策略的具体目标上却有所不同,并且具体的策略及发展路径也存在一定的差异,缺乏通行的做法,每个国家都必须根据自身筹资和服务提供的特点来设计购买的制度安排。目前阶段各国购买策略实施时间较短,各项策略尚在进展之中,关于究竟什么样的策略更为有效的证据相对匮乏,而且因为各国制度、组织和价值观背景的不同,对于购买策略的国际比较和评价仍较难进行。但是仍然可以根据各国实践情况,总结几点经验,以供我国卫生服务购买实践所借鉴。

(1)卫生服务的购买主体分布在各个层面,可以是中央宏观层面,可以是地区性或某个健康保险的中观层面,也可以是地方性或社区这样的微观层面,但相对来说后两者更为常见,而且趋势是向下发展,尤其是针对事务性的管理决策,主要是因为将决策权下放到地方和基层,可以更加贴近当地居民和服务的实际情况,使得支付、合同等决策更加灵活而具有针对性,一般可以取得较好的效果。此外,初级卫生保健类的服务相对二三级医疗服务的购买层级较低,比如英国的初级卫生保健是基于社区层面的,而一些医院服务购买则是由战略卫生署(相当于地区卫生局)负责,而高新技术及服务的购买层面一般更高。

(2)购买强调公众的健康需要和权利。英国走的是民主决策路线,德国则是通过法律途径予以保障,这两个国家通过相关机制的建立来满足公众的健康需要和维护公众的健康权利,选择可以达到这些目标的项目和服务进行购买,体现了购买的战略性。在我国,过去我们往往采用行政命令手段和管理方法来保证卫生服务的供给,而忽视了需方的卫生服务需求与利用,更缺乏公众表达其价值取向的渠道。因此,在今后的购买实践中应提倡赋予民众更多的权利,以使购买到的服务符合民众的真实想法和需要。这包括对人群的健康需要进行评测,明确民众的想法和价值观,强化购买机构对民众需要的代表责任(如立法保障卫生服务包,立法保障患者权益,提供民众参与购买决策的机会,建立投诉机制等),以及增加公众对供方的选择权等。

(3)从关注投入转变为关注产出和结果。无论是英国、西班牙等传统国家卫生服务体系内购买方与提供方的分离,还是捷克等国从中央集权、"命令与控制"体制转变为社会医疗保险体制,都意味着政府投入机制的转换,即政府支持卫生事业方式的根本性转变:从以往对人力、物力等投入要素的转变为从需方角度对卫生服务产出和结果的补偿,而且补偿的对象不限于公立机构,也包括各种私立机构,这种方式可以更加直接地与系统绩效目标挂钩。我国传统的卫生服务补偿模式,也主要基于对供方的投入,资金在公共组织内部通过预算程序直接分配到卫生服务机构,采取的主要形式包括财政对医疗卫生机构的经费补助、设备和基建投入等,反映在预算科目上即为卫生事业费和卫生基建费。而在服务购买的情况下,无论是购买目标,还是购买本身的属性及过程环节,都要求资金所有者从原本预算计划者的角度转变为关注产品结果的购买者,并通过各种战略性手段机制的运用激励供方按照购买者的意图行动,保证购买到适宜的服务组合、质量和价格。这些机制主要包括选择供方,适度发挥市场竞争,改变支付方式(从各国经验来看住院以 DGRs 为主,基本卫生服务以按人头为主),根据绩效及质量优劣决定付费,签订并执行合同以改进质量等。

(4)医疗机构自主性加强。服务购买机制的引入,是希望服务购买方和提供方之间的关系如"做买卖"一般,以此提高效率。自卫生服务购买改革以来,英国、西班牙、意大利[43]等国都将原先预算制的医疗机构改制为托拉斯,如英国的 PCT 和医院托拉斯。它们并非法律意义上的信托机构,而是一种具有公立公司性质的组织(公法人,所有权归国家所有)[69],具有独立性和非政府性,由董事会进行治理,自主性增强。适度加强供方的自主性和问责性是战略性购买的又一个特点。这一策略的逻辑是:购买能否成功的重要影响因素是供方是否对购买策略做出灵活应对。对供方而言,购买意味着外部环境的改变,让供方拥有更多决定权,允许结余的留用,加强市场竞争,赋予供方更多责任。这些都使得供方愿意并且能够从其内部做出应对性的调整。

(5)虽然政府不直接提供卫生服务,但是政府对于卫生服务提供过程的监管丝毫没有减弱,甚至有所增强。各国主要依靠对国民福利包的规定和保障(如西班牙明确普遍适用于全国的基本福利包)、加强对购买者监督审查(如英国设立 Healthcare Commission)、法律法规的制定(如德国社会法中规定了疾病基金的治理结构,允许需方自由选择疾病基金)对医疗卫生服务购买实施严格监管。

三、卫生服务战略性购买策略研制思路

要从原先对卫生服务被动的购买或补偿形式转变为战略性服务购买,相比于理解"卫生服务购买是什么","为什么要进行战略性购买",明白"如何"、"以怎样的策略"进行卫生服务战略性购买则更为重要。根据上述卫生服务战略性购买的理论和实践经验分析,本书提出以下战略性购买策略的研制思路。

(1)从上述理论分析可以得出,战略性购买解决的是一个系统的问题。因此,发展并改进卫生服务购买策略也应当基于系统的角度。购买决策涉及的领域是广泛的,要考虑公众、政府、供方组织形式等的角色和作用。购买策略应包含各种元素和机制,如支付方式、政府监管,同时考虑制度、组织等背景因素,综合地回答买什么、怎么买、向谁买的问题。提示我们:一要综合性地运用多种工具和机制,注重的不是某一方面的变化,而是整体机制的改进和设计;二在设计

各种机制(如支付方式)时要服从购买方案的总体目标及总体设计;三在设计和修改购买策略及方案时,要与制度和组织背景相适应,作为更高层次的决策者,要将制度和组织的改变作为整体购买策略设计的一部分。

(2)从上述各国实践可以得出,理论分析中所提到的战略性购买及其构成其实是一种理想状态,在这一理想状态下各种分散的机制整合,可以改善卫生系统的反应性、效率和质量,实现人群的健康目标,从而在卫生系统内达到公平的社会目标。从理论上来分析,各国主动购买的战略性越强,该国卫生系统的绩效就越高。然而在现实中,由于购买策略的复杂性及其实施的路径依赖,还没有哪个国家能够达到理想状态,包括那些在卫生服务及保障领域最为发达的国家[70]。路径依赖理论是指由于存在着报酬递增和自我强化的机制,制度变迁有一定的"轨迹",制度及政策的发展往往受限于过去的决策和事件[71]。因此,购买策略的设计、实施及改进应当是循序渐进的过程,不可能一下子实现所有的最佳策略,但这也并不意味着停滞不前。在任何情况下,都存在影响购买绩效的现实制约因素。重要的是,根据当时的发展水平和环境因素,考虑各种客观条件限制,寻求突破的重点,设计并实施现阶段的改进策略。在一些预期结果显现以后再进入下一步的设计和实施。这一设想也与世界银行的政策循环理论相一致。

(3)基于上述理论和实践分析,可以将卫生服务购买策略划分为两类:一是从购买者角度所做出的"购买什么、怎么购买、向谁购买"的决定,即战略性购买的核心政策工具(core policy characteristics),主要涉及购买方与供方之间的关系;二是从卫生系统的角度,对购买者所做的"购买什么、怎么购买、向谁购买"的决定及购买结果产生影响的辅助工具,主要包括组织策略(organizational characteristics)和制度策略(institutional characteristics)[58, 72]。例如,需方是否有表达需要的渠道会影响作出购买什么的决定,供方市场或内部结构也会影响作出怎么购买的决定,政府制定的法规和实施的管理则对购买体系各方都会产生影响。这些辅助策略涉及购买方、需方、供方组织及购买方与需方、购买方与政府之间的关系,其目的是确保战略性购买核心策略得以顺利实施,即为战略性购买的支持保障策略。

卫生服务战略性购买是改进卫生系统绩效的关键手段之一,但是如何进一步寻找战略性购买的具体策略,并进一步理解这些具体的策略通过怎样的机制对卫生系统绩效产生怎样的影响? 卫生发展与改革理论框架[39]告诉我们,从卫生系统各种绩效问题出发,不断向前追溯,连续探求因果联系,最终可以归因到筹资、支付、组织、规制和行为这5个方面,这为我们提供了一个很好地分析卫生系统绩效及其原因的工具,而这5个方面也被称为卫生系统绩效的"控制阀门"
(control knob),提示了改变系统绩效可行的政策工具及其机制,意味着要改变
卫生系统的绩效,应从这5个控制阀门着手。因此,将此卫生系统模型与购买的
目标和相关理论相结合,一方面可以建立购买策略与系统绩效目标之间的联系,
另一方面有助于系统地寻找各项购买策略,从而形成卫生服务购买策略的思路
框架(图2-3)。战略性购买的引入,用于解决"将资金转化为有效服务"的问
题,不仅关系到资源的分配,也关系到卫生服务提供的方式,后者受到支付激励
机制和宏观组织的影响。购买核心策略即购买方通过对筹资、支付、组织的改
变,战略性地选择资源投入的方向和领域,战略性地引入所需的激励机制,战略
性地选择合适的供方;同时,规制、行为及其他一些针对组织、制度环境的机制,
则是确保战略性购买核心策略得以实施的支持保障策略。

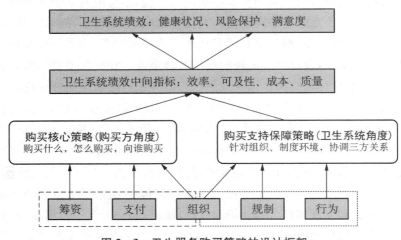

图2-3　卫生服务购买策略的设计框架

1) 以"筹资"机制策略回答购买什么的问题。筹资机制中与卫生服务购买
相关的一个重要因素就是卫生资源的分配,即资源流向与优先项目的确定,一般
体现在两个层面:一是基于社区/人群或服务类型的分配;二是对个人的分配。
前者主要是通过政府或医疗保险基金对公共卫生和医疗服务保障范围的确定及
资金的划拨分配来实现的;而价格机制,即个人面对一项医疗卫生服务时所要支
付的价格,则是对卫生资源分配到个人产生影响的重要机制。上述两项机制在
政策层面包含在我们通常所说的福利包(包括公共卫生服务和医疗服务)的设计
之中,购买方通过对福利包的设计满足公众合理的需要并履行政府托付的将资

源配置到优先卫生领域的责任,其中还隐含着一项重要的机制,即资金的整合与分割机制,即究竟将哪些卫生资源放在一起进行分配。

2)以"支付"机制策略回答怎么购买的问题。通过支付方式(包括激励内容如数量、质量及激励结构)、支付水平及不同服务之间的相对支付价格,对供方产生经济激励,从而引起供方行为的变化,并且进一步引起机构整合、竞争等组织形式和市场结构方面的变化。

3)以"组织"机制策略回答向谁购买的问题。组织机制中可以引起服务购买结果变化的机制有很多,包括组织定位、机构整合、竞争的引入、签订合约等宏观组织政策,也包括加强组织自主性和能力等微观组织政策。从购买者角度可以运用的机制主要有两类:一是直接作用于供方的合约机制;二是通过支付机制引起的组织改变,包括机构的整合和竞争的形成等。

4)"支持"保障策略。组织机制中还包含多由政府通过"规制"手段实现的针对组织的策略,包括政府对购买组织和供方组织的定位,政府对公立机构及其人员的培训及能力促进等。当然,政府的规制机制中还包括购买过程中各类法律规章的制定,如对购买方所制定福利包的规定和保障,对购买方预算的规定和执行,对诊疗规范的制定和实施等。此外,政府的管制机制还包括对购买体系中重要的一方——需方的健康教育,即"行为"机制,以使得需方在购买过程中能合理地表达其需要和选择。这些策略主要针对实施购买核心策略的组织和制度背景,以确保购买的前置条件和配套措施的并行,并协调购买方、需方、供方关系,我们将之归为购买支持保障策略。

对上述卫生服务购买策略框架设计的说明如下。

第一,虽然可以通过作用于上述5个控制阀门来改善卫生系统的绩效,但是每一个控制阀门未必是政策的起点,这些控制阀门之间往往是交互联系的。比如,对支付阀门的改变常常会引起组织阀门的改变。其他4个阀门往往伴随着管制阀门的改变而改变。比如,对供方组织的定位需要有政府管制的保障。本书对机制策略的归类侧重于其所作用的主要阀门,可能还会引起或需要其他阀门相应的改变。

第二,将战略性购买策略分为由购买方制定的购买核心策略与从系统角度设定的购买支持保障策略,这是一种人为的界定与划分,在不同情况下可能有所差别。比如,在有些体制下,购买什么的决定是由政府而非购买方做出的,在很多情况下即使是购买方做出各种购买决策,也要经过政府的确认和相关法律法规的保障,并且有时候购买方就是政府的一个部门,那么决策主体就更难区分了。但为了方便说明,本书将"购买什么""怎么购买""向谁购买"这些在整个购买过程中最为核心的决策界定为从购买方角度做出的决策,并予以重点设计;同时从系统角度提出隐含在系统内重要的支持保障策略。最后,从系统的观点来看,各种与组织、制度相关的策略都将对卫生服务购买结果产生影响,然而本书无法一一涉及,因此在之后的章节中将根据实际案例中的重点问题及原因进行相关策略的设计与说明。

第三章

农村基本医疗卫生系统问题及其归因

在第二章中,在系统分析了卫生服务购买的理论与世界各国的实践经验基础上,我们得出了卫生服务购买,尤其是战略性购买是改善系统绩效的有效手段的结论点。在我国广大农村地区,自 2003 年以来,以新农合为代表的医疗服务第 3 方购买组织逐步建立和发挥作用,公共卫生服务政府购买也在部分地区先行试点。那么,在这些地区,购买体系的现状究竟如何? 现行的购买策略是否具有战略性? 在当前购买制度安排下卫生系统的绩效如何? 目前基本医疗卫生体系究竟存在哪些问题? 这些问题是否与购买策略设置有关?

本章将以宁夏回族自治区农村作为我国农村,特别是西部农村的代表,在宁夏回族自治区山区选取两个样本县,从其基本医疗卫生系统的问题切入,查找问题产生的原因,通过建立购买策略与系统绩效之间的联系,从购买体系各方关系分析问题背后深层次的原因,以寻求改进系统绩效的途径和策略。

一、社会人口经济及卫生事业基本情况

宁夏回族自治区位于我国西北地区东部,是我国 5 个少数民族自治区之一。总面积 6.64 万平方公里,分为山区和川区。全区辖 5 个地级市、22 个县(市、区)[73]。2009 年末全区常住人口 625.2 万人,其中城镇人口占 46.1%,乡村人口占 53.9%。全年实现地区生产总值 1 334.56 亿元,按可比价格计算,比 2008年增长 11.6%,增速比全国平均水平高 2.9 个百分点。以年平均人口计算,人均地区生产总值达到 21 475 元,按可比价格计算,增长 10.3%[74]。

2009 年,全区财政总收入达 213.6 亿元,比上年增长 19.61%。其中:地方一般预算收入完成 111.5 亿元,增长 17.38%;全区地方一般预算支出完成 427.8 亿元,增长 32.41%[75]。2009 年,全年农民人均纯收入 4 048 元,比上年增加 367 元,增长 10%。农民人均生活消费支出 3 348 元,增长 8.2%。农村居民家庭恩格尔系数为 41.7%,比上年上升 0.1 个百分点。从 2009 年人均地区生产总值、农民纯收入、农民家庭恩格尔系数等各项指标来看,宁夏回族自治区经济水平位列我国西部十省区中游,但都低于全国平均水平(表 3-1)。根据 2009 年发表的《中国西部经济发展报告》的静态分析,2007 年宁夏回族自治区经济发展综合竞争力在进行西部大开发的 11 个省区中排名第 9,根据动态分析则位列第 4[76]。

表 3-1　全国及西部十省区主要经济指标(2008、2009 年)

地区	2008 年		2009 年		
	地方财政收入(亿元)	地方财政支出(亿元)	人均生产总值(元)	农民人均纯收入(元)	农民家庭恩格尔系数(%)
重庆	577.2	1 010.7	22 916	4 478.4	49.1
四川	1 041.7	2 965.4	17 339	4 462.1	42.0
贵州	349.5	1 048.6	10 258	3 005.4	45.2
云南	613.6	1 470.7	13 536	3 369.3	48.2
西藏	24.9	380.7	15 295	3 531.7	49.6
陕西	591.3	1 435.6	21 732	3 437.6	35.1
甘肃	264.9	965.4	12 852	2 980.1	41.3
青海	71.6	363.8	19 454	3 346.2	36.3
宁夏	95.0	323.1	21 475	4 048.3	41.7
新疆	361.1	1 056.1	19 926	3 883.1	41.5
全国	—	—	25 188	5 153.2	41.0

资料来源:2009 年、2010 年《中国统计年鉴》

从宁夏全区来看,"十一·五"期间卫生事业有了较快发展。2009 年底,人均期望寿命 74.4 岁,比 2005 年提高 1.4 岁;孕产妇死亡率由 2005 年的 43.40/10 万降至 21.99/10 万,婴儿死亡率由 25.75‰降至 15.86‰。卫生机构总数 1 602 个,医疗机构床位数 22 142 张,每千人口床位数 3.39 张,卫生人员 3.41 万人,每千人口卫生技术人员 4.53 人,均高于全国平均水平。全区县级医疗机构 87 个,乡镇卫生院 242 所,村卫生室 2 474 所,卫生院卫生人员 3 123 人,乡村医生 3 902 人。2009 年,全区卫生事业费达 12.99 亿元,是 2005 年 3.92 倍;

人均卫生事业费由 55.45 元增加到 207.83 元,是 2005 年的 3.75 倍;卫生事业费占财政支出的比例由 2005 年的 2.08% 增加到 2009 年的 3.04%;全区卫生总费用达 72.7 亿元,政府卫生支出比例明显提高,城乡居民个人医疗卫生支出由 51.96% 下降到 44.37%[77]。

从全国来看,虽然宁夏地区卫生事业的总体水平并不低,然而资源配置并不合理,城乡之间、山川之间差距明显。表 3-2 显示,与全国乃至西部地区相比,宁夏农村地区(尤其是基层)的医疗卫生资源比较有限,卫生服务效率较低,同时农村居民个人卫生费用负担比例偏高。

表 3-2   全国及西部十省区农村卫生事业发展主要指标(2009 年)

地区	设卫生室的村数占行政村数(%)	平均每村乡村医生和卫生员	每千农业人口乡镇卫生院人员数	乡镇卫生院病床使用率(%)	乡镇卫生院医师日均担负诊疗人次	农村居民医疗保健(元)	医疗保健支出占消费性支出(%)
重庆	100.0	2.69	1.24	77.3	9.2	197.2	6.8
四川	100.0	1.52	1.23	70.0	9.3	209.2	6.7
贵州	100.0	1.65	0.59	72.7	8.4	96.4	4.5
云南	100.0	2.68	0.67	58.7	12.5	182.0	6.1
西藏	69.1	0.74	1.10	27.4	21.8	53.8	2.4
陕西	92.4	1.31	1.19	46.6	7.3	251.2	8.4
甘肃	93.4	1.10	0.96	58.7	9.1	164.7	6.9
青海	100.0	1.46	0.93	55.9	7.4	270.1	9.3
宁夏	100.0	1.53	0.84	50.9	10.2	318.8	10.3
新疆	78.8	0.80	1.59	66.3	7.7	244.6	9.1
西部	96.2	1.64	1.05	65.4	9.0	—	—
全国	90.4	1.75	1.28	60.7	8.3	287.5	7.2

资料来源:《2010 中国卫生统计年鉴》

二、调查方法及资料来源

为了更好地说明宁夏农村地区的医疗卫生系统,尤其是农村基本医疗卫生服务体系的问题并查找原因,我们在宁夏山区选取了两个样本县海原县和盐池县(图 3-1),通过一系列入户调查、机构调查和定性访谈及二手资料的获取,以进行全面的分析和评估。

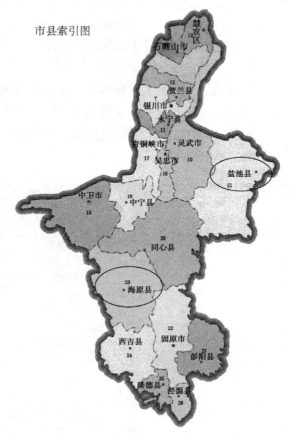

市县索引图

图3-1　宁夏回族自治区行政区划(市县)地图

(一) 入户调查

通过 2009 年 2 月进行入户基线调查,了解宁夏农村居民卫生服务需求和利用情况,包括人群健康状况及卫生服务需要,有关卫生服务资源的筹集、分配、结构和卫生服务资源利用及其效率,以了解宁夏农村地区卫生系统绩效的现状和问题,为购买决策的制定提供依据。调查对象为农村家庭中所有户籍及常住人口。采取多阶段分层抽样办法,将样本县(海原县和盐池县)每个乡镇的所有行政村按照经济状况好、中、差划分为 3 层。在每一层中采用随机抽样方法(使用随机数字表按比例抽取)抽取 40% 的行政村。根据每个行政村所包含自然村的数量,自然村少于 5 个的随机抽取 2 个自然村,自然村 6 个以上的随机抽取 3 个自然村,之后按照实有住户进行随机抽样,每个行政村抽取 33 户居民作为样本户。海原县共调查 17 个乡镇,76 个行政村,2 508 户,11 508 人;盐池县调查 8 个乡镇,40 个行政村,1 320 户,5 358 人。调查内容包括社会经济人口学特征、两周患病及就诊情况、慢性病患病及就诊情况、一年内住院情况、妇幼保健情况、老年人生活及健康状况、居民健康行为和知识等。

(二) 机构调查

2009 年 2 月,在上述抽样的行政村内,对每个村的标准化卫生室(海原县 76 个、盐池县 40 个)进行调查,通过调查问卷、书面测试及抽查处方的方式,了解:①村卫生室人员配备情况、公共卫生及基本医疗服务开展情况、服务提供量、业务收支情况等;②村医基本情况、个人收支及卫生知识水平测试情况;③2008 年处方使用及质量情况。

处方调查采用分层随机抽样方法,对每个村卫生室每季度随机抽取 15 张处方,4 个季度共抽取 60 份。实际调查过程中,调查县一部分村卫生室没有处方记录,或处方数量不足。最终海原县调查了 43 个村卫生室,抽取到 1 540 张处方;盐池县调查了 22 个村卫生室,1 249 张处方。

此外,还在盐池和海原所有乡镇卫生院进行了处方调查。

(三) 定性访谈

通过关键知情人访谈了解获知宁夏农村地区基本医疗卫生系统的现状及其存在的问题,卫生服务体系的基本情况及可行的购买策略。调查对象包括宁夏回族自治区医改办、卫生厅、财政厅及调查县县政府、县卫生局、县新农合办公室的主要负责人。

(四) 二手资料

回顾了中央政府及宁夏回族自治区区级、样本县县级政府出台的一系列有关医药卫生体制改革、公共卫生服务购买、基层医疗卫生机构补偿、新型农村合作医疗方案等重要政策文件。查找了国家统计局、卫生部、世界卫生组织网站,第 4 次国家卫生服务调查主要结果,《宁夏回族自治区卫生年鉴》,样本县卫生工作统计报表,样本县干预前后新农合报表,样本乡镇卫生院财务报表等卫生服务相关统计信息。

三、农村基本医疗卫生系统绩效及其问题

海原县位于宁夏中部干旱带,国土面积4 989.44平方公里,属国家级贫困县。全县辖17个乡镇,2个管委会,1个街道办事处,168个行政村,总人口45.5万人,其中农业人口39.3万人,达86.4%,回族人口占70.8%。2008年,农民人均纯收入1 902元。共有定点医疗机构县级3所,乡镇卫生院19所,村卫生室304所,全县共设病床750张,其中乡镇卫生院280张。

盐池县位于宁夏回族自治区东部,地处陕西、甘肃、内蒙古、宁夏4省(区)交界处,总面积8 661.3平方公里,亦属于国家级贫困县。辖4乡4镇1个街道办事处,99个行政村,11个居民委员会,总人口16.7万人,其中农业人口13.3万人,占79.6%,以汉族居多。2008年,农民纯收入3 002元。共有定点医疗机构县级3所,社区卫生服务站各1所,乡镇卫生院8所,村卫生室99所,每千人拥有医生1.13人,拥有护士0.45人。公立医疗卫生机构中共有编制床位608张,实有床位539张。

表3-3显示了海原县和盐池县调查人群的社会人口学基本情况。

表3-3 调查人群社会人口基本情况

人口基本情况		海原县		盐池县	
		人数	比例(%)	人数	比例(%)
性别	男	5 984	52.0	2 787	52.0
	女	5 524	48.0	2 571	48.0
民族	汉族	3 863	33.6	5 174	96.6
	回族	7 604	66.1	163	3.0
	其他	41	0.4	21	0.4
文化程度	文盲	3 837	33.3	1 125	21.0
	小学	4 569	39.7	1 847	34.5
	初中	2 300	20.0	1 788	33.4
	高中以上	802	7.0	598	11.2

人口基本情况		海原县		盐池县	
		人数	比例(%)	人数	比例(%)
职业	务农	5 331	43.6	2 994	52.6
	务工	1 940	15.9	896	15.8
	学生	2 956	24.2	1 049	18.4
	无业	1 348	11.0	386	6.8
	其他	652	5.3	365	6.4

资料来源:2009 年 2 月家庭入户调查

(一) 可及性

1. 医疗保险可及性　宁夏回族自治区在前期 11 个县(市、区)开展试点的基础上,自 2007 年全面启动新型农村合作医疗。调查县新农合筹资额从 2008 年的 90 元上升到 2010 年的 140 元(表 3 - 4)。到 2011 年各级政府将加大投入至 200 元,农民个人筹资增加到 30 元。两县新农合参合率分别为 95.73%(海原县)和 96.25%(盐池县),高于第 4 次国家卫生服务调查全国农村平均水平(89.7%)。

表 3 - 4　2008~2010 年海原县、盐池县新农合筹资情况(元/人)

筹资来源	2008 年	2009 年	2010 年
中央财政	40	40	60
区级财政	36	36	54
县级财政	4	4	6
个人	10	20	20
合计	90	100	140

资料来源:海原县、盐池县 2008~2010 年新农合方案

2. 基本医疗服务可及性　调查地区两周患病率与全国农村平均水平(17.1%)相当,但两周患病未就诊比例(海原县 61.1%,盐池县 57.7%)及患者中未治疗比例(海原县 25.0%,盐池县 19.7%)都高于全国农村平均水平(分别为 52.09%和 12.4%)(表 3 - 5),两周患病未就诊比例也处于较高水平,且调查发现造成这一结果的最主要原因是经济问题(两县分别达 57%和 44%),其次是

自感病情较轻。2008年,第4次卫生服务调查全国农村地区居民两周就诊率14.4%,提示年人均就诊人次约为3.77次。本次调查地区这一指标大大低于此,海原县和盐池县分别为7.1%和9.1%,预测年就诊人次在人均1.8~2.4次之间。与此同时分别有约13.8%与22.7%的家庭由于医疗保健需求发生灾难性支出(以医疗保健支出占家庭非食物性支出的比例≥40%为界定标准)。

表3-5 调查人群两周患病率、患者治疗情况及与全国农村情况的比较

项 目	海原县	盐池县	全国农村	4类农村
两周患病率(%)	17.1	16.2	17.1	15.0
两周就诊率(%)	7.8	7.3	14.4	11.1
两周患者中				
未治疗比例(%)	25.0	19.7	12.4	18.7
未就诊比例(%)	54.4	55.2	52.1	53.5
灾难性支出发生比例(%)	22.7	13.8	—	—

资料来源:2009年2月家庭入户调查,全国农村及4类农村数据来自第4次国家卫生服务调查

海原县和盐池县年住院率分别为8.34%和10.28%,大大高出6.8%的全国平均水平。应住院率也比全国水平9.05%来得高,应住院未住院比例与全国水平20%接近(表3-6)。未住院的主要原因也是经济问题,两县分别达到82%和63%。

表3-6 调查人群应住院率、住院率、应住院人次中未住院比例及与全国农村情况的比较

项 目	海原县	盐池县	全国农村
应住院率(%)	11.6	12.7	9.1
应住院人次中			
未住院比例(%)	20.7	20.3	20.0
住院率(%)	8.4	10.3	6.8

资料来源:2009年2月家庭入户调查,全国农村数据来自第4次国家卫生服务调查

调查地区按患病人数计算慢性病患病率分别为13%(海原县)和14%(盐池县),与全国平均水平(13.8%)相当,大大高于4类农村的平均水平(10.6%),而3个月就诊率仅为6%和5%。在主要慢性病中排在首位的是高血压,表明宁夏回族自治区农村地区疾病谱也发生了改变,循环系统慢性疾病明显增加,居民慢性病防治需求上升(表3-7)。

表 3 - 7　调查人群慢性疾病顺位及占比

疾病顺位	海原县		盐池县	
	疾病名称	占比(%)	疾病名称	占比(%)
第1位	高血压病	15.6	高血压病	21.3
第2位	急、慢性胃肠炎	9.5	其他运动系病	8.4
第3位	胆结石症和胆囊炎	8.4	类风湿关节炎	7.0
第4位	乙型肝炎	7.4	急、慢性胃肠炎	6.9
第5位	类风湿关节炎	5.7	椎间盘疾病	6.4

资料来源:2009 年 2 月家庭入户调查

3. 公共卫生服务可及性　宁夏农村地区居民各项健康指标处于较低水平,通常低于全国及全国农村平均水平。2007 年,海原县全县新生儿死亡率 15.8‰,婴儿死亡率为 19.33‰,5 岁以下儿童死亡率为 24.46‰,孕产妇死亡率为 69/10 万,传染病发病率为 482/10 万,同年全国农村的数据相应为12.8‰,18.6‰,21.8‰,41/10 万,272/10 万。意味着妇幼保健、传染病控制及一些慢性病预防保健等已成为农村地区居民重要健康需要之一。虽然供方调查显示一些基本公共卫生服务项目也普遍开展,但是需方调查并未显示出如此高的基本公共卫生服务的可及性。从表 3 - 8 中可以看到,调查地区各类公共卫生服务利用水平和可及性明显低于全国平均水平。调查中发现,存在少许居民接受过服务却未能准确应答的情况,但这也从另一个侧面反映了健康教育等公共卫生服务在农村地区的可及性和效果有待进一步加强。

表 3 - 8　调查人群各类公共卫生服务利用情况及与全国农村情况的比较

项　目	海原县	盐池县	全国农村
妇科检查率(%)	44.0	48.3	42.4
产前访视次数	1.8	3.9	4.2
产后访视次数	0.3	0.4	1.3
住院分娩率(%)	45.6	63.2	86.1
儿童计划免疫建卡率(%)	85.0	99.0	97.9
麻疹疫苗接种率(%)	77.1	87.3	92.1

资料来源:2009 年 2 月家庭入户调查,全国农村数据来自第 4 次国家卫生服务调查

综上,宁夏回族自治区农村地区公共卫生和基本医疗服务,尤其是基层门诊服务可及性较弱。

（二）资源配置效率

卫生资源的配置效率是指在现有资源下所获得的产出组合是否可以最大限度地满足居民的健康需要和提高满意度，或者说为实现一定的系统目标，应如何采用最为合适的各种服务的比例和集合。

根据以上分析，在健康需要水平（两周患病率）相类似的情况下门诊就诊率远低于全国水平，且患病者未治疗比例较高，相当部分未就诊患者是由于经济障碍无法获得治疗，同时应住院率和实际住院率相对较高，暗示可能有一些门诊需求被诱导向住院治疗。在我们与需方及供方的深度访谈中证实了这一点。有相当一部分的门诊及门诊输液服务被当作住院服务予以报销，而住院费用往往高出门诊费用的几倍乃至几十倍。据调查盐池县单次门诊费用中位数为 140 元，单次住院费用中位数为 1 250 元。

从住院流向分布来看，乡镇卫生院无论住院人次（约占 30%）还是住院费用（约占 7%）所占比重都较小，县外医院住院人次占比虽相对不高，却有近 40% 的住院费用流向县外，且县外住院人次和县外住院费用占比均有连年扩大趋势（表 3 - 9）。

表 3 - 9　2008 年及 2009 年上半年海原县、盐池县住院人次及费用分布情况

项　目	海原县		盐池县	
	2008 年	2009 上半年	2008 年	2009 上半年
住院人次分布（%）				
县级以上	11.4	13.6	9.5	10.5
县级	58.3	56.6	50.0	58.1
乡镇	30.4	29.8	40.5	31.4
住院费用分布（%）				
县级以上	35.8	41.1	45.2	42.5
县级	56.5	51.5	46.5	51.0
乡镇	7.7	7.4	8.3	6.5

资料来源：海原县、盐池县 2008 年、2009 年上半年新农合报表

过度利用住院服务，显然背离了政府建立以预防保健为主的卫生系统目标，且住院主要集中在较高层级，引起费用的大幅过快增长，这一做法降低了资源的总体配置效率。

　　而在门诊方面,作为农村医疗卫生三级网的网底,村卫生室仅承担了居民门诊量的 20%,却约有 40% 的门诊发生在县级及以上医疗机构,造成大量原本应当属于基本医疗卫生层面应由基层医疗机构承担的服务的弱化,与全国农村(第 4 次国家卫生服务调查显示全国农村地区门诊 40.30% 在村卫生室,23.82% 在乡镇卫生院)差距也较大,甚至低于全国 4 类农村地区的平均水平。从疾病的构成、农民的卫生需要和我国基层医疗机构的定位来看,约 70% 的门诊服务可以在村级解决,而数据显示,宁夏农村地区 40% 的门诊服务都在县级及县级以上医疗机构利用(图 3-2)。

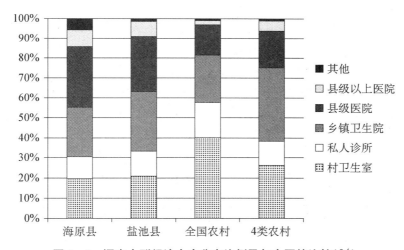

图 3-2　调查人群门诊人次分布比例及与全国的比较(%)

资料来源:2009 年 2 月家庭入户调查,全国农村及 4 类农村数据来自第 4 次国家卫生服务调查

　　在所调查的村卫生室中有近 1/3 不开展基本医疗,而仅提供公共卫生服务,直接阻碍了居民在村级接受门诊服务的路径。从卫生系统总体来看,卫生资源配置效率存在严重问题,卫生资源并没有合理分配在那些会对人群健康产生巨大影响,居民更加需要的,具有更好的成本效果的基本医疗卫生服务上。

(三) 技术效率和质量

　　技术效率是指一定的产出情况下成本最小化,或者一定成本的产出最大化。产出包括数量,也包括质量。我们从以下几方面来看基层(主要是村卫生室)医疗卫生服务的技术效率和质量。

1. 基本医疗服务的技术效率和质量　入户调查显示,海原县居民次均门诊花费 409 元,中位数 150 元;盐池县则为 318 元和 140 元。两者均高于第 4 次国家卫生服务调查到的 2008 年农村次均就诊费用 128 元。按就诊机构类别来看,海原县居民在村卫生室和乡镇卫生院单次门诊花费中位数分别为 80 元和 100 元,盐池县则为 60 元和 95 元,都处于较高水平,说明当地居民在接受基本医疗门诊服务时费用负担较高。

据调查,海原县 2008 年平均每个村卫生室诊疗人次数为 910,其中 288 人次为出诊,核下来每个村卫生室每天只接待 1.7 人次患者,出诊 0.8 次;而在盐池县这些数据更低:每个村卫生室每天接待 0.96 人次患者,出诊 0.3 次。海原县每个村卫生室平均 1.38 名村医,盐池县每个村卫生室平均 1.08 名村医,如果将这些服务量平均分摊到每个村医头上则更低。

根据处方效率的各项指标来看,与全国其他农村地区情况相比,被调查地区村卫生室在药品使用方面相对合理,从单张处方看,无论在用药量、药品金额还是抗菌药和输液的使用率,都明显低于全国农村村卫生室的平均水平(表 3 - 10),显示出相对较优的用药结构,这与宁夏地区实行的"药品三统一"和药品"零差率"政策关系密切[1],但村卫生室的抗生素使用率仍然处于较高水平。

表 3 - 10　调查地区村卫生室门诊用药情况及与全国农村情况的比较

项　目	海原县	盐池县	全国农村
单张处方药品数(种)	1.8	1.7	4.1
单张处方药品金额(元)	9.5	10.2	22.6
抗菌药使用率(%)	22.4	36.7	65.9
平均抗菌药数(种)	0.2	0.5	0.9
联合抗菌药比例(%)	1.2	7.6	20.8
针剂使用率(%)	14.0	26.3	48.2
输液使用率(%)	8.7	8.2	28.1

资料来源:2009 年 2 月村卫生室处方调查,全国农村数据来自第 4 次国家卫生服务调查药品专题调查[78]

---

① 宁夏回族自治区在全区范围内实施药品"三统一"政策,即药品统一招标、统一价格、统一配送,并对乡镇卫生院和村卫生室实行中标药品"零利润"政策,即规定基层卫生机构销售的药品只能以规定成本价售出,取消药品加成,且不得销售招标配送范围以外的药品。这一措施切断了"以药养医"的纽带,一方面有力地遏制了药价虚高的现象,也使得基层用药趋向合理。

　　然而,在对村卫生室及其处方的实际调查过程中,我们发现有相当比例的村卫生室不开展门诊服务,而在另外一些卫生室,虽然开展基本医疗服务,但也没有诊疗记录,或者只是按照药品"三统一"的价格出售药品,并不开具处方或不保存处方。以盐池县为例,仅 35.9% 的村卫生室有诊疗登记,56.4% 的村卫生室开具并保留处方。且从受检的处方本身来看,处方书写缺乏标准,质量堪忧,具体表现如下:①处方机构名称不规范,多个村卫生室处方上没有机构单位抬头,相当多村卫生室用当地乡卫生院的门诊处方,甚至于用住院处方;②字迹潦草,书写不规范;③有关患者的信息不完备、不明确,没有书写年龄、性别的情况比比皆是;④一部分处方无明确诊断结果;⑤药名书写不全,规格、剂型省略不分;⑥费用分类不清;⑦其他问题,如医生不签字,处方有修改,修改处也无签名等。

　　至于用药与疾病的关联性、用药的准确性,无论是以医学专家抽取处方后的专业判断,对乡镇卫生院和村医访谈的结果,还是需方认可度(居民不选择村卫生室就医的主要原因是认为村卫生室技术水平低,占 40.7%)为标准,村医所提供的门诊服务都存在质量问题。

　　乡镇卫生院的处方质量也不容乐观。经临床专家对感冒患者处方抽查发现,被调查的乡镇卫生院仅 29.60% 的处方属于合理用药情况,而在不合理用药情形下,每张处方总金额、药品金额、平均抗生素使用种数、肌内注射比例、静脉注射比例和类固醇使用比例都明显高于合理用药的情形(表 3-11)。不合理表现在:症状与用药不符(76.8%)、用药过量(35.36%)、重复使用同样功效药品(33.70%)等,这些不仅造成大量浪费和服务低效,还因患者用药后可能产生的不良反应或耐药性而对其健康造成长期危害。

表 3-11　调查地区乡镇卫生院感冒患者抽样处方合理用药与不合理用药情形比较

感冒处方	合理用药情形	不合理用药情形	合计
处方量构成比(%)	29.60	70.40	100.00
平均每处方总金额(元)	20.43	31.72	28.38
平均每处方药品金额(元)	18.50	26.34	24.04
平均抗生素使用种数	0.39	0.85	0.72
肌内注射比例(%)	1.32	4.42	3.50
静脉注射比例(%)	7.89	28.73	22.57
类固醇使用比例(%)	0.00	5.52	3.89

说明:数据来自 2009 年 2 月项目开展乡镇卫生院处方调查

2. **公共卫生服务的技术效率和质量**　虽然供方调查显示,高血压筛查和管理、健康教育等公共卫生服务在各村卫生室开展率达 97%,甚至达 100%,但从需方角度来看,一半以上的人口对高血压相关知识回答错误或不知道。

在我们对肺结核患者的调查中发现,55.4% 的肺结核患者无人监督服药,医务人员监督服药患者所占比例仅为 3.1%。肺结核患者中实际累计服药满 6 个月者只有 40.1%,患者治疗过程中不良反应较多,是造成患者中断治疗的重要因素。治疗过程中有 10% 的患者没有复查痰,治疗结束前只有 62.5% 复查痰;治疗结束时仍有 61.9% 的患者有结核病症状。这些指标反映出 DOTS 治疗的质量亟待提高。

公众掌握结核病防治知识是控制和消除结核病的根本途径。但从平均就诊时间、就诊延迟时间、2 周内怀疑患上肺结核患者所占比例和所采取措施指标来看,公众对结核病防治知识的知晓率只有 39.0%,居民对国家和自治区有关免费诊治肺结核患者的政策、方法及结核病对人群健康危害及其预防的措施等知识的知晓率不足 50%,都处于较低水平。

以上调查结果说明基层公共卫生服务虽然开展,但开展的技术效率却很低,得到的有关健康知识知晓率十分有限。

在对宁夏回族自治区农村地区基层卫生服务系统的全面分析之后,可以看出其基本医疗卫生服务在可及性、效率、质量等方面存在诸多问题。基层医疗卫生机构,尤其是作为网底的村卫生室,服务可及性差,技术效率低下。在居民中存在大量常见病、多发病及慢性病诊治和预报保健服务需要的情况下,目前的问题应当是由基本医疗卫生服务需求的扭曲和有效供给的不足所导致的。在对此提出改进措施之前,我们还需要对这些绩效问题背后的原因做深入的分析。

四、问题聚焦及归因

当前在宁夏地区,乡镇卫生院和村卫生室应主要负责基本医疗和公共卫生服务的提供,新农合负责医疗服务福利包的设定及对医疗机构的支付。财政部门下拨公共卫生经费,由卫生行政部门行绩效考核后拨付,应该说这已形成了一定的基本医疗卫生服务的购买体系和制度,也与全国情况基本类似。购买方的决策代表着需方群体的需求,也可以凭借其巨大的购买力对供方的行为乃至供给产生影响。上述基本医疗卫生服务绩效可以被看作为整个购买体系的产出、绩效存在一定的问题。最直接的原因就是由现行购买策略,即"购买什么、向谁购买、如何购买"的策略所造成的。以下从 3 个方面来分析绩效问题的原因。

(一) 购买什么的问题:福利包设计不合理

对供方而言,福利包代表着需方的需求。海原县和盐池县分别自 2007 年和 2006 年启动新型农村合作医疗,在开展之初,与当时国家新农合总体政策保持一致,"以大病统筹为主,解决农民因病致贫,因病返贫的问题",运用"门诊家庭账户＋住院统筹"模式,这一模式在一定程度上抵御了重大的疾病风险,但也造成农民门诊服务等基本医疗项目的利用缺乏制度保障。两县自 2009 年起,根据国家《关于完善新型农村合作医疗统筹补偿方案的指导意见》及自治区的有关文件,提高基金使用效率和农民受益水平,逐步扩大农民受益面,开始门诊统筹试点,门诊统筹基金和住院基金分配比例都为 3∶7。根据两县 2009 年新农合基本报销政策(表 3 - 12)可以发现:①普通门诊定点机构有限,仅为 18%～30% 的村卫生室提供的门诊服务被纳入报销范围;②门诊报销比例较低,普通门诊仅可报销 30%;③在普通门诊或门诊慢性病可以报销的机构,报销比例一致,不同层级无差异;④住院报销比例非常高,与门诊报销比例差别大;⑤乡镇卫生院与县级医院住院报销比例相差较小。

表 3 - 12　2009 年海原县、盐池县新型农村合作医疗基本报销政策

项 目		海原县	盐池县
普通门诊	起付线(元/次)	0	0
	报销比例(%)	30	35
	封顶线[元/(年·人)]	100～120	150
	服务机构	县、乡,30%卫生室	乡,18%卫生室
门诊慢性病	起付线(元/次)	0	0
	报销比例(%)	40	40
	封顶线[元/(年·人)]	2 000	1 000
	服务机构	乡,县	乡,县
门诊大病	起付线(元/次)	0	0
	报销比例(%)	40	40
	封顶线[元/(年·人)]	5 000	1 000
	服务机构	县	县,县级以上

续　表

项　目		海原县	盐池县
住院	起付线 （元/次）　乡镇卫生院（成人）	90	100
	乡镇卫生院（儿童）	60	
	县级医院（成人）	160	200
	县级医院（儿童）	90	
	县级以上医疗机构	300	500
	报销比 例（％）　乡镇卫生院	85	80
	县级医院	80	75
	县级以上医疗机构	40	25
	封顶线 ［元/（年·人）］　上述各类医疗机构	30 000	15 000

资料来源：海原县、盐池县 2009 年新型农村合作医疗实施方案

　　以上这些原因造成居民在接受门诊服务时或无法报销，或报销比例很低，且村卫生室报销比例与高层级医疗机构并无差异，而最关键的是门诊实际补偿比（村级和乡级在 30％～35％）明显低于住院实际补偿比（乡级和县级在 60％以上），在门诊可获得的报销额远远低于住院服务可得到的报销额（表 3 - 13）。在这一设计下，居民患小病往往选择不就诊，在必须就诊时追求更多服务、更高质量、更多补偿的居民自然用"脚"做出了选择，即使要看也不愿在家门前的村卫生室，而要到乡镇卫生院，甚至于到县医院就诊，或与医生合谋想方设法将门诊变成为住院（在按项目付费的体系下，医院医生也有此动力），或等小病拖成了大病再去住院。因此，造成了前文分析中所提到的门诊服务可及性差，门诊患者机构流向构成不合理，住院率急剧上升等结果。同时，轻门诊重住院、轻基层重高层的设定通过居民需求的传导对供方也产生了不良的激励，成为村卫生室不提供基本医疗，而高层级医疗机构过度服务的重要原因，并由此造成恶性循环。

　　可以说福利包的设计意味着当时居民获得各种医疗服务的价格体系不尽合理，致使应当满足的门诊需要未被满足，却诱导了居民不合理的医疗需求，即基本服务需求不足，而基本和非基本医疗性服务倒挂，对供方也有一定的影响。综上，这里反映出来的是筹资阀门中卫生资源的分配机制出现了问题，基本医疗卫生服务的投入明显不足，也就是新农合"购买什么"的策略存在偏差。

表 3 - 13　2009 年海原县、盐池县新农合门诊、住院次均费用、实际补偿比和次均补偿费用

次均费用		海原县	盐池县
门诊			
村级	次均费用(元)	27.7	14.1
	实际补偿比(%)	30.0	34.9
	次均补偿费用(元)	8.9	4.9
乡级	次均费用(元)	25.4	26.8
	实际补偿比(%)	30.0	34.1
	次均补偿费用(元)	7.3	9.1
县级	次均费用(元)	36.8	—
	实际补偿比(%)	30.0	—
	次均补偿费用(元)	9.2	—
住院			
乡级	次均费用(元)	659.6	568.1
	实际补偿比(%)	67.2	65.3
	次均补偿费用(元)	443.4	371.1
县级	次均费用(元)	2 336.5	2 381.9
	实际补偿比(%)	69.9	61.1
	次均补偿费用(元)	1 617.2	1 455.5
县级以上	次均费用(元)	7 836.6	11 008.6
	实际补偿比(%)	35.2	20.4
	次均补偿费用(元)	2 760.8	2 251.3

资料来源:海原县、盐池县 2009 年新农合报表

(二) 如何购买的问题:供方经济激励扭曲

宁夏农村地区门诊服务可及性差,特别是居民对基层医疗机构有效利用不足。除了新农合对居民门诊服务保障有限之外,基层医疗机构特别是村卫生室的服务供给不足也是一个突出的问题。

调查发现,卫生人力不足是村卫生室无法开展服务的一个重要原因。海原县每个村卫生室平均 1.38 名村医,盐池县每个村卫生室平均 1.08 名村医,均低

于全国农村(1.75 名)和西部农村(1.64 名)平均水平,且一般要承担 1 000～
3 000人的公共卫生和基本医疗服务。

卫生人力不足有 3 个表现:其一是很多人不愿意从事或继续从事村医业务,
尤其是年轻人,数据显示 25 岁以下村医几乎没有,而一些曾经当村医的也已经
改行;其二,很多在岗村医并没有把所有时间或主要时间投入到行医中去,而是
兼职从事务农、经商等其他工作(表 3－14);其三,村医选择性地从事一些医疗
卫生服务,造成某些服务人力相对匮乏。

表 3－14　调查村医工作时间及收入构成(%)

项　目	行医	务农	经商
海原县			
时间分配	58.2	32.2	1.6
收入构成	53.4	39.2	2.3
盐池县			
时间分配	59.9	35.5	3.8
收入构成	50.0	34.4	15.3

资料来源:2009 年 2 月村卫生室及村医调查

卫生人力不足背后的原因有很多,其中收入低下造成工作环境不利,是构成
卫生人力匮乏的重要原因[79]。

在过去,基层医疗机构通常对药品收入依赖性较强,药品收入通常可占年业
务收入的 60％以上[78],宁夏农村地区亦是如此。但自 2006 年自治区在全区范
围内实施药品"三统一",即药品统一招标、统一价格、统一配送,并对乡镇卫生院
和村卫生室实行中标药品"零利润"(一开始保留 5％利润,2010 年起取消所有药
品加成)政策以来,一方面有力地遏制了药价虚高的现象,药品价格平均降幅高
达 40％以上[77],药占比大幅下降,基层用药趋向合理;但另一方面在财政补助没
有完全到位的情况下,也使得以往主要依靠药品收入为生的村医收入大幅减少。

2009 年,宁夏回族自治区一个普通村医的收入一般包括:

(1) 政府财政补贴每月 100 元,全年 1 200 元(为减少"三统一"政策对村医
收入的影响)。

(2) 公共卫生人头经费 2 元(按村户籍人口预算,年终绩效考核结果拨付)。

(3) 按项目收取计划免疫、肌内注射、静脉注射器具费和少许诊疗费。

(4) 如果提供中医服务,则有部分中草药收入。

因此,对一个既提供公共卫生服务,也提供基本医疗服务的村医来说,年总收入通常在 5 000 元(以村人口 1 500 人计)左右,其中公共卫生人头费收入占了总收入的一半以上,其次是财政补贴。而他的卫生服务总支出包括燃料、水电、通讯等,通常在 1 000～2 500 元。所以,净收入一般在 2 500～3 000 元,与当地农民平均纯收入相当。过去,村医的收入和地位在宁夏当地都比较高,而现在只能达到一般农民的水平,且工作的风险性还比较高,而同时一个外出打工的农民工年净收入可以达到 8 000～10 000 元之间,所以有很多人转行不再从事村医职业,年轻人也不愿意投入这一行当,而如果继续从事村医工作,则 80% 的人在行医之外,还从事其他行业,都有其他收入的补充(见表 3-14),行医收入只占其总收入的 50% 左右,还有一些村医则不愿再提供基本医疗,而只提供公共卫生,从而加剧了农村基本医疗卫生服务市场供给不足的问题,并进一步导致公共卫生和基本医疗服务的割裂。

服务绝对供给不足的另一原因,是服务质量和效率的堪忧,导致有效供给的进一步削弱。按项目付费提供不恰当的经济激励,加之体系中始终欠缺引导供方提高技术效率和服务质量的激励要素(如按绩效付费)及促进供方间合作的有效机制,是这些低质量、低效率现象大量存在的关键原因。

新农合机构和乡镇卫生院及村卫生室之间不存在明确的合约关系,主要依靠诸如《盐池县 2009 年新型农村合作医疗实施方案》单向行政指令性文件来调控供方行为,文件主要规定了经费支付的办法和程序,基本没有任何对于服务效率、质量方面的要求及相关指标规定。

目前,两县新农合机构对乡镇卫生院和村卫生室的支付属按项目付费(fee-for-service),并出于费用控制的考虑,规定"乡镇卫生院平均每处方金额控制在 25 元内,村卫生室平均每处方金额控制在 15 元内",而对效率和质量方面几乎不涉及。每个月在费用发生后,新农合机构要求乡镇卫生院首先审核所在地所有定点村卫生室的报销记录,并连同乡镇卫生院补偿登记表和处方,按实上报,合管中心则按月检查医疗门诊补偿记录及处方,审核汇总各定点医疗机构报销费用总额后予以拨付。

由于现行药品价格体系缺乏激励性,村医和乡镇卫生院则从其他途径寻求利益损失的弥补。村医开药无法获取利润,但肌内和静脉注射仍按项目收费且可获得利润。因此,村医往往会增加这部分服务。此外,由于当时乡镇卫生院仍被允许获得 5% 的药品利润,在按项目付费的制度下,乡镇卫生院仍有开大处方的动机;而部分检查和治疗项目定价明显高于成本,卫生院更有通过过度增加检查和治疗收入来代偿药品收益缩减的动力,从而导致医疗总费用有增无减,服务效率降低,也增加了患者的经济负担。

理论上,对次均费用的控制,可以在一定程度上限制费用的快速增长,但是在目前按项目付费的支付方式下,购买方并未给予供方适当的激励,供方无法将外界限制内化为自身改善质量、提高效率、控制费用的动力。因此,难以从根本上解决系统绩效问题。现实也印证了这一点。大处方、大检查时有发生。调查中发现,居民自报的医疗费用明显高于来自机构的数据,主要是因为居民自报的次均医疗费用应该是因该疾病连续治疗所花费的医疗费用(如因病治疗需连续注射或输液 3~5 天的总医疗费用),而医院财务或报送给新农合管理办公室的门诊次均医疗费用依据的是处方人次数,即 3 天连续注射或输液的药品会分解为每天划价取药,记为 3 人次。同样,在次均费用的限制下,如果单次药品价格过高,医生也会分解处方。而新农合机构面对大量的就诊记录和处方记录,缺乏相应的甄别手段,在按项目付费的支付方式下,无论从人力和技术上都难以实现对供方的控制。

经济激励机制还会对供方组织和市场结构产生影响。经济学理论告诉我们,市场的竞争机制会使供方提高效率,改善绩效。然而,每个乡镇(海原县和盐池县)通常只有一家卫生院,同级别医疗机构之间往往没有竞争。因此,对新农合机构来说,购买时对供方选择余地非常小。受政治目标的约束和地域的限制,两地的做法是将所有乡镇卫生院纳入报销范围。然而,在目前按项目付费的经济激励机制下,所谓的竞争态势却隐约存在于乡镇卫生院与村卫生室之间。由于所提供的服务范围都是基本医疗和公共卫生服务,且乡镇卫生院和村卫生室两者之间并没有明确的定位和分工,因而在具体服务内容上常常存在交叠。但是乡镇卫生院由于其人力、物力、技术及业务范围等方面的优势,较村卫生室往往具有"顶端优势",难以形成真正有效的竞争,反而进一步削弱村卫生室的竞争力。更为严重的是,系统中促进服务和体系整合,引导供方有效配置资源的激励机制几乎处于空白,造成机构间合理转诊的制度实难建立,也难以发挥乡镇卫生院对村卫生室的管理和指导。乡镇卫生院和村卫生室之间很少有合作,连接松散,医疗资源无法有效整合,部分乡镇存在的乡村一体化由于缺乏有效的激励机制更多体现为形式上的服务分工。

以上支付价格低、按项目付费、缺乏提高供方效率和质量的激励、缺乏服务整合的激励都说明现行"如何购买"的策略存在问题,也就是"支付阀门以什么方式支付,支付多少"的问题,而这些问题不仅会带来非基本服务的诱导需求,更重要的是将对服务供给的能力、数量、成本和质量产生直接或间接的巨大影响。

（三）向谁购买的问题：村卫生室服务能力不足

目前，海原县、盐池县村卫生室各项基本医疗卫生服务项目开展情况如表3‐15所示。大部分公共卫生项目都已在村卫生室开展，但基本医疗服务开展的情况却并不理想。据村医反映，除上述合作医疗不报销、居民需求少等原因外，卫生室现有工作人员的能力不足（在两县分别有62.5％和50％未开展基本医疗服务的村卫生室提到这一点）也是村卫生室无法提供基本医疗服务的另一个重要原因。

表3‐15　调查村卫生室各项基本医疗卫生服务项目开展情况

卫生服务项目		海原县		盐池县	
		个数	比例（％）	个数	比例（％）
基本医疗功能	常见病诊疗	71	93.4	31	79.5
	家庭出诊	71	93.4	31	79.5
	常见病的中医药诊疗	12	15.8	13	33.3
	针灸	29	38.2	8	20.5
	按摩手法治疗	29	25.0	2	5.1
	骨伤科疾病手法治疗	17	22.4	2	5.1
	计划免疫	75	98.7	39	100.0
	妇科病检查	39	51.3	23	59.0
	产前检查	67	88.2	39	100.0
	产后访视	74	97.4	39	100.0
	儿童体检	74	97.4	39	100.0
预防保健功能	科学育儿	72	94.7	38	97.4
	高血压筛查	74	97.4	39	100.0
	高血压管理	73	96.1	38	97.4
	糖尿病筛查	64	84.2	38	97.4

续　表

卫生服务项目		海原县		盐池县	
		个数	比例（%）	个数	比例（%）
	糖尿病管理	68	86.8	38	97.4
	健康教育	73	96.1	38	97.4
	控烟活动	64	84.2	34	87.2
健康管理功能	饮食指导	71	93.4	36	92.3
	锻炼指导	71	93.4	37	94.9
	村民档案建立	76	100.0	35	89.7
信息管理功能	村民档案随访	76	100.0	34	87.2
	村信息上报	75	98.7	38	97.4
公共卫生监测与传染病控制	突发公共卫生事件监测	76	100.0	38	97.4
	传染性疾病报告登记	76	100.0	39	100.0
	结核病人监督管理	76	100.0	39	100.0

资料来源：2009年2月村卫生室及村医调查

同时，上述各类基本医疗、预防保健、健康管理等公共卫生服务形式上的开展也并不意味着服务有效地提供，从之前所分析的可及性、效率和质量指标可以得出这一点。

调查显示（表3-16）：海原县和盐池县的村医平均年龄偏大，60岁以上村医占了很大比例（海原县17.2%，盐池县32.5%），村医学历总体偏低（中专以下学历的占90%以上）。

在对村医的问卷中，我们专门设置了一些关于基本医疗和公共卫生的知识题，以对村医知识进行客观的测试。结果显示，30道问题回答正确的平均不到12道，但两县村医的知识结构存在一定差别（图3-3）。只有15%（海原县）和25%（盐池县）的村医能够正确回答一半及以上的问题，而且不同年龄、学历村医的测试成绩并没有显著差别。

表 3–16 调查村医年龄、学历构成情况

项 目	海原县		盐池县	
	人数	占比(%)	人数	占比(%)
年龄				
<25 岁	4	3.9	0	0.0
25～34 岁	29	27.9	7	16.3
35～44 岁	29	27.9	10	23.3
45～54 岁	14	13.5	7	16.3
55～59 岁	10	9.6	5	11.6
60 岁及以上	18	17.2	14	32.5
学历				
初中及以下	44	41.9	8	18.6
中专	50	47.6	31	72.1
高中	9	8.6	1	2.3
大专及以上	2	1.9	3	7.0

资料来源:2009 年 2 月村卫生室及村医调查

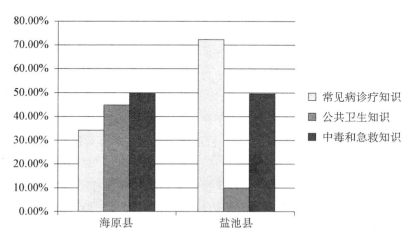

图 3–3 调查村医在不同知识领域的答题正确率(%)

资料来源:2009 年 2 月村卫生室及村医调查

综上,供方服务能力的不足限制了各项服务的开展,降低了服务的质量和效率,引起了群众的不信任和不满意,成为制约基本医疗卫生服务最终绩效的重要因素。

村医的能力无法满足购买的要求,即"向谁购买"的策略需要修正。然而,海原、盐池两县基层卫生人力资源十分有限,没有充足的供方可供选择,但是另一方面,基层卫生服务可及性的目标又有待解决。因此,要依靠其他手段来解决村卫生室服务能力不足的问题。

五、从服务购买角度分析基层医疗卫生绩效问题的根源

以上分别从购买核心策略"购买什么、如何购买、向谁购买"的角度初步分析了宁夏农村地区基本医疗卫生服务可及性、效率和质量不佳的原因。购买理论告诉我们,购买体系中各方的特征及它们之间的相互关系会影响购买策略作为卫生系统中一系列重要的政策工具实现卫生系统总体目标的可能性,而购买策略是否可以发挥作用,又与诸如供方市场结构等前置条件紧密相关。换句话说,也正是现行的购买体系和具体的政策安排及其所在的系统背景,引致医疗卫生系统绩效的现状。为更好地寻找卫生系统改革的着力点和策略,从根源上解决问题,以下将从购买体系、相关政策及系统背景角度进一步深入分析其原因。

在此,我们将运用之前第二章中提到的购买体系中各方关系框架来分析宁夏农村地区基本医疗卫生服务的购买体系和格局,其中的问题及对总体绩效的影响,仍以海原县和盐池县为例,包括以下内容[23]:

(1)购买机构:谁是购买方?是集权式的还是分权式的?购买者之间有没有竞争?如何竞争?这样的购买机构带来什么问题?

(2)购买方与需方的关系:购买了什么?需方的需要如何影响购买者的购买决定?需方的角色和定位是什么?目前,两者的关系会对医疗卫生服务的绩效带来什么问题?

(3)购买方与供方的关系:购买方与供方之间依靠怎样的关系联系在一起?购买方对供方运用什么支付方式?供方组织的情况如何?市场结构如何?购买方相对供方的力量如何?目前两者的关系对绩效的影响是什么?

(4)购买方与政府的关系:购买方在多大程度上代表了政府?政府在购买过程中承担了怎样的角色?目前,两者的关系对绩效的影响是什么?

(一) 基本医疗服务

1. 购买机构 目前,中国农村地区新农合基金基本采取县级统筹模式,基金主要是来自中央政府和省级、市级、县级政府通过对参加新型农村合作医疗的农村的补助,以及少部分农民的个人筹资,资金汇集在县一级,由县新农合办公室负责基金的管理和使用。这种方式与以往由政府财政直接向供方财政拨款的形式有很大不同,将政府投入从供方转移到了需方,并通过专门资金管理使用机构和人员的设立,形式上已实现了卫生服务购买方和提供方的分离。

在宁夏,自治区政府及区级新农合管理部门制定购买的原则和总体要求,将部分购买权利和责任下放到县一级,由县级政府和新农合办公室负责当地福利包的具体制定、支付方式细则的制定及各类管理制度的建立等决策。

2009 年,海原县和盐池县参合人口分别为 37.02 万人和 12.53 万人。有人将购买功能进行垂直划分,分为宏观(中央,50 万人以上)购买、中观(地区,10~50 万人)购买和微观(地方或社区,10 万人以下)购买[80]。因此,海原县和盐池县县级新农合的购买应当属于中微观层面。

在海原县和盐池县,基本医疗服务的购买机构是新农合办公室,在行政上隶属于县卫生局管辖,人员属卫生局编制,办公室收入主要依靠财政拨款,支出主要用于人员经费和办公等公用费用(表 3 - 17)。由于当地新农合参合率已高达 95% 以上,而农民除参加新农合外,参加其他医疗保险的比例很低。因此,对需方而言,海原县和盐池县新农合办公室作为购买者的地位是具有垄断性的,几乎不存在其他竞争性的购买机构和组织。

表 3 - 17 2009 年海原县、盐池县新农合人员及经费收支情况

项 目		海原县	盐池县
定编人数		12	6
实有人数		12	5
经费收入(万元)	财政拨款	40.8	19.8
经费支出(万元)	人员支出	28.8	12.6
	公用支出	12.0	7.2

资料来源:海原县、盐池县 2009 年新农合报表

理论告诉我们,卫生服务购买策略旨在运用市场机制提高卫生服务提供的

效率和质量,关键因素之一就是购买者本身的性质和特点,即购买者对政府和需方而言是否是一个好的代理人。目前,这种格局设置的最大问题就是卫生服务购买方和服务提供方实质上未能彻底地分离,分离程度较为有限。新农合办公室是卫生局的下设部门,人员由卫生局聘任,经费由卫生局下拨,而卫生局本身就陷于"管办难分"的境地。卫生部门承担着乡镇卫生院等公立机构举办和扶持的责任,同时又承担着对医疗机构的监管职能,而现在新农合机构又要代表需方和政府行购买和支付之责。实际上,医疗机构之间有着各种难以言明的联系和牵扯,很难做到真正意义上的市场化或准市场化的运作。此外,新农合办公室属政府机构,其工作人员主要是在编公务员,根据"政府职员偏好理论",他们往往将个人利益,如晋升、加薪,放在首位,通常以新农合基金的平衡和医疗服务费用控制为工作的首要目标和政策出发点,很难真正代表需方利益。

购买机构的性质和特点影响着其与其他三方(需方、供方、政府)之间的关系,从而影响资源的配置和利用,以致影响整个系统的绩效。以下将对此作进一步深入分析。

2. 购买方与需方之间的关系 按照购买理论,购买方在需方委托下行使购买权利和责任,购买方和需方之间的委托代理关系是整个购买体系中重要的一环,其决定了购买的方向和内容。购买方通过福利包的设置来表达其购买意愿,然而根据目前海原县和盐池县福利包的设计和实际运行情况来看,没有证据显示存在购买方依据需方的健康需要进行购买的渠道和路径。从我们的入户调查和与居民的访谈中发现,居民有大量的基本医疗门诊需要没有得到满足,更多的居民希望新农合优先覆盖门诊服务和慢性病治疗。然而在 2009 年以前,两县新农合一直实行"门诊家庭账户＋住院统筹"模式,几乎不包含任何门诊服务;而 2009 年以来,门诊报销比和住院报销比的倒挂仍然没有合理地满足居民的门诊服务需要。

理论上,与购买者越是接近的购买机构(即微观层面的购买组织)越能在购买中反映需方的需要。而实际上各县在制定福利包等政策时主要依靠上级的指令。县级政府和新农合机构被赋予一定购买权利,但这些权利还十分有限,自治区政府和上级卫生管理机构通常对购买的内容(如疾病、服务项目、药品)及统筹模式(家庭账户、门诊统筹、住院统筹)、基金分配(门诊住院统筹基金金额划分)比例、参合农民共付水平(起付线、封顶线、报销比例)与范围、基金的使用率等购买策略有较为具体和细致的规定[81],县级在这些方面发挥的空间都不大,而是在此框架下根据地方的特殊性只能做有限度的调整。从这个意义上来说,县级的自主性不强,购买权利的转移和下放程度仍比较有限。

另一方面,缺乏需方陈述表达自己的需要以影响决策的渠道和机制。通常需方可以通过"发言权(voice)"和"选择(choice or exit)"机制来影响购买者的行为[53]。而农村地区新农合机构是唯一垄断性的,并没有建立让患者发表看法和言论的机制,最直接的结果就是福利包的设计未充分反映患者优先的医疗需要,应当获得服务的患者也未得到服务。根据调查,慢性病已经成为影响居民健康的主要问题之一,慢性病的门诊治疗需要也与日俱增。虽然两县已逐步将慢性病门诊治疗纳入了当地的新农合福利包,但是政策规定只有获得"慢性病卡"的患者才能享受慢性病的报销政策(报销比例、封顶线较普通门诊提高),而这种获得慢病卡的患者在两县分别只有几十人,与我们所调查到的10%以上慢性病患病率相去甚远。

3. 购买方与供方之间的关系　购买方与供方之间的关系,可能是整个购买体系所包含的所有关系中最重要的一对关系。

新农合机构与基层供方之间主要依靠行政指令而非明确的合约关系相联系。如前面所述,新农合机构属于卫生局管辖,而后者往往代表供方的利益,购买方与提供方分离的不彻底可能导致购买方的目标不明确,措施不坚决。通过之前的分析我们已经知道,购买方对供方使用了不合理的经济杠杆和有限的调控手段,难以调动供方积极性,使其自发地提高服务的数量、效率和质量。

如果说支付方式、购买合同、监督检查等技术手段可以加强购买机构对特定供方的控制外,购买方支付额的大小则决定了这些机制产生影响的强度。也就是说,对供方而言,如果某个购买方所支付的额度足够多或占其总体收入份额越大,其行为和绩效受该购买方的合约要求或经济杠杆作用的影响就越大。

按项目支付,通常来说会引起供方过度提供服务,降低技术效率,引起费用增长[82]。但在宁夏农村地区,自"药品三统一"政策实行以来,基层医疗机构,尤其是原先主要依靠药品收入为生的村医行医的边际收益大幅减少,对村医支付价格体系的过度紧缩及其他补偿措施的不到位,造成基层通过医疗服务提供所获得的收入十分有限,而由新农合支付的额度则更加有限,因而其提供服务的动力显著下降,也使其对购买方的反应性明显下降,对购买方来说供方的可控性减弱。

此外,新农合作为购买方,所购买的服务还十分有限。门诊服务购买范围仅限于少部分村卫生室,且新农合实际报销比例很低(仅30%左右),而在一些乡镇卫生院,城镇职工基本医疗保险、城镇居民基本医疗保险的竞争也在一定程度上削弱了新农合的影响力。

供方本身的特性和市场结构对购买与提供双方关系也有很重要的影响。通常,供方充分竞争的"买方市场"更加有助于购买方发挥其对供方的调控作用。然而,像之前分析的那样,在宁夏农村,受到地域经济等限制供方有效的竞争难以形成,而乡镇卫生院和村卫生室之间不清晰的定位和不合理的竞争却直接阻碍了服务提供的效率,直接限制了购买的效果。

综上,无论从购买者本身特性、供方市场结构,还是购买者所持金额强度来看都表明,新农合机构作为购买者,对提供者的调控力仍较为薄弱,且新农合机构尚未采用有效的支付方式、合约签订、监测评价等调控手段来提高供方的质量和效率,对供方既缺乏激励,也欠缺制约,仍然处于被动的第三方支付者的角色。

4. 购买方与政府之间的关系 政府在设立新农合之初,其目的是解决农民治病就诊的可及性及解决农民因病致贫、因病返贫的经济负担问题[28],并未明确提出效率和质量目标。随着新农合制度的深入,"提高基金使用效率和农民受益水平,逐步扩大农民受益面"成为新增的政策目标,门诊统筹随着筹资水平的提高逐步建立。2009 年,政府将"人人享有基本医疗卫生服务"确定为中国新医改的根本战略目标,公共卫生和基本医疗服务成为政府优先关注点,通过各级政府分级筹资落实公共卫生和基本医疗服务经费,并逐步开始关注效率和质量,以卫生系统绩效的全面提升为目标。从宁夏地区农村购买基本医疗卫生服务的实践来看,要完全实现政府的这一目标还有很长一段路要走。

在对政府代表性问题上,严格说来政府与购买机构之间并非一般的委托代理关系,无论是新农合机构,还是卫生局本身都是政府机构,应该比其他机构能更好地把握并贯彻国家和地方政府的政策。关于政府的管理职能,在此提出 3 个主要的问题:

其一,如何解决之前提到的"政府职员偏好",使购买机构在做购买决策和执行购买任务时较少考虑部门利益和个人利益,不能充分发挥实现政府社会目标的责任和职能。

其二,根据战略性购买的涵义及国际经验,政府应当在购买过程中发挥重要的管理和调节功能。比如,对购买者绩效的规定,对消费者权益的立法,对供方职责、服务范围和内容的定位等。由于我国农村地区购买体系还只是处于萌芽阶段,政府对购买体系的管理职能还十分薄弱,这是我们在今后的发展中所必须予以加强的。

其三,由于目前在农村地区提供基本医疗卫生服务的供方多为公立机构,且能力较为薄弱,除购买服务外,政府仍应通过"补供方"形式加强对基层医疗卫生机构的投入,尤其是基础设施(如必需的设备、管理信息系统等)及具有资质的卫生人力的投入,从而加强供方的能力建设,也是确保卫生服务购买得以实施的前置条件。否则,如果根本就没有适宜的卫生服务可及性的话,那么用什么方法进行支付也就无从谈起了。

(二) 公共卫生服务

自 2007 年,宁夏回族自治区政府出台《乡镇卫生院绩效考核与财政补助办法(试行)》《村卫生室绩效考核与财政补助办法(试行)》,政府开始实行按服务人口购买农村基层卫生机构提供的公共卫生服务,包括为辖区内群众所提供的计划免疫、地方病防治、结核病防治、高血压管理、糖尿病管理、艾滋病防治及妇女保健、儿童保健、孕产妇保健、健康档案、健康教育等公共卫生服务。

在海原县和盐池县,2009 年由自治区、市级、县级财政按人均 6 元将公共卫生经费下拨到当地县卫生局,卫生局持有资金,在年初与乡镇卫生院签订《目标管理责任书》,并以按绩效支付的方式购买自治区政府规定的公共卫生福利包:年初卫生局将 80% 的公共卫生经费拨付给乡镇卫生院和村卫生室,年终进行考核,达到合格以上的,剩余资金可予全部兑付;基本合格的扣减剩余资金的 50%;不合格的扣减全部剩余资金。兑现后结余的资金,作为奖励资金,对考核优秀的机构进行奖励。对连续考核不合格的村卫生室,取消乡村医生的上岗资格;对连续考核不合格的乡镇卫生院院长予以解聘,追究其责任,并予以经济处罚。

由于药品加成被取消,公共卫生在其收入中占较大份额,故村医对公共卫生服务的重视程度较高。相对而言,由于公共卫生经费占其收入份额较小,乡镇卫生院则仍以医疗服务为主,在没有明确定位和分工的情况下,大部分公共卫生任务落在了村卫生室的头上,然而在公共卫生经费的分配上并没有体现这一点,6 元人头费中村医得 2 元,乡镇卫生院拿 4 元。另一方面,目前的绩效考核指标更多聚焦于服务量,其所占权重较大,而关系到实际服务效果及系统绩效改变的指标则较少(Box 1)。这两个原因造成供方只是重视设定的考核指标的达成,而并不注重服务效率、质量等绩效的真正提升。

此外,虽然经费是以公共卫生服务的名义下拨的,但从 Box 1 中可以看到目前绩效考核的指标除公共卫生外,还包括了基本医疗服务的内容,这也就意味着基本医疗服务不仅被新农合购买,也受到公共卫生服务经费的支付,对供方来说也意味着要面对两个购买者不同的政策机制,削弱了其中任何一个购买者的影响力。

Box 1　乡镇卫生院公共卫生财政补助绩效考核内容

1. 绩效指标

（1）投入指标：包括财政投入、自身投入等。

（2）服务数量指标：包括预防接种、妇女保健、儿童保健、慢性病患者服务、新建档案、健康体检等公共卫生服务的人次数；普通门诊、急诊、出诊、院前急救、住院及辅助化验检查等基本医疗的人次数；计划免疫、妇幼保健、健康教育、食品卫生、地方病防治、环境卫生、学校卫生、艾滋病防治等下乡工作人日数。

（3）服务效果指标：包括法定传染病发病率、婴儿死亡率、孕产妇死亡率、高血压患者控制率、计划免疫相关疾病发病率。

（4）农民满意度指标：包括乡镇卫生院执行新型农村合作医疗政策、就医环境、服务态度及诊疗效果等方面的评价。

2. 主要服务质量指标

（1）计划免疫指标：包括5苗全程接种率、新生儿24小时内乙肝疫苗接种率。

（2）妇幼保健指标：包括选择本院住院分娩百分比、孕产妇及儿童系统管理率。

（3）慢性病防治指标：包括高血压、糖尿病、结核病和精神病患者规范管理率。

（4）基本医疗指标：包括门诊抗生素2联及以上联用、激素、静脉输液处方百分比，门诊处方书写合格率，次均门诊和住院费用，甲级病案百分比，临床病例讨论率，病床周转次数等。

（5）执行药招"三统一"政策指标：包括中标药品使用率、统一价格执行情况等。

（6）其他指标：包括医疗安全性、保障患者私密性和病区卫生方便性等。

资料来源：宁夏回族自治区乡镇卫生院绩效考核与财政补助办法（试行）

　　综上，公共卫生经费与基本医疗服务支付的分割无疑是低效的，应当予以整合。

通过上述系统绩效现状、初步原因及购买体系的深入分析,我们试图从"服务购买"角度分析目前宁夏农村地区基本医疗卫生体系的问题及其原因。正是在目前系统环境和组织背景下购买方与需方、购买方与供方之间的利益关系及在这些关系下购买核心政策设计的不合理和相关配套保障机制的不健全,导致卫生服务需求和供给的扭曲,从而最终导致系统绩效的低下。也提示通过购买核心策略的改进和购买体系中各方利益关系的调整,可以合理引导供需双方的行为,加强服务的可及性、效率和质量,改善系统整体绩效。从服务购买角度对宁夏农村基本医疗卫生系统绩效问题归因分析结果如图 3-4所示。

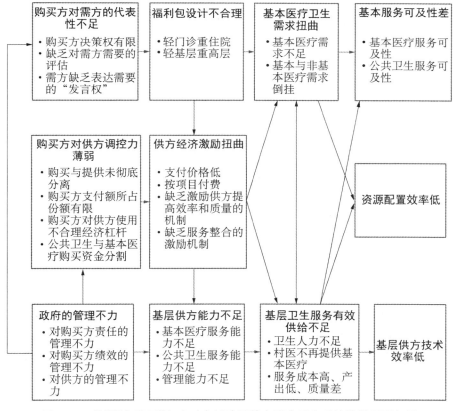

图 3-4 从"服务购买"角度对农村地区基本医疗卫生系统绩效问题归因

六、讨论与小结

（1）宁夏回族自治区农村地区面临着基本医疗卫生服务可及性差、效率低下、质量不佳等绩效问题，基层医疗卫生机构特别是农村卫生三级网的网底——村卫生室相对薄弱，服务供给不足、技术效率低下。究其原因主要是因为福利包设计不合理，供方服务能力不足及经济激励扭曲。进一步从"服务购买"角度进行分析，由于购买方、供方本身的特性及理顺购买体系中各方委托代理关系的机制手段运用不到位，使得目前购买体系下购买方对需方代表性不足，购买方对供方调控机制薄弱。此外，政府在服务购买过程中管理能力有限。这些都致使供方和需方的行为发生偏倚，从而影响卫生系统的整体绩效。因此，可以说服务购买体系及相关机制的不完善是系统绩效不佳的主要根源之一。宁夏是西部省区的代表，其农村基本医疗卫生服务体系的问题及根源在西部农村地区甚至于全国农村地区具有普遍性。

（2）判断卫生服务购买是否属于被动购买的标准包括以下[83, 84]：购买方与提供方未彻底分离，购买方具有垄断性，购买过程中需方不具参与性，购买时对供方没有或较少选择，仍以事后报销形式为主，对质量及健康结果的关注和激励没有或不足，缺乏对服务整合的激励，相比高质量更关注低成本。这些都与宁夏地区的实际状况相符。随着新农合的建立和完善，公共卫生服务购买机制的组织条件逐步成熟，农村医疗卫生服务购买体系的雏形初步建立，但是其制度条件尚待完善，目前的购买体系仍然主要建立在公共行政直线管理的基础上，而非依靠市场力量和机制。因此，从客观上说，宁夏农村地区基本医疗卫生服务购买尚处于被动购买的状态。从意识层面和实践层面，卫生服务购买在宁夏农村地区还只是处于萌芽起步阶段，战略性购买理念尚未形成，也谈不上战略性购买策略的实施。

（3）关于购买方讨论。在宁夏及我国西部大部分农村地区，中央政府通过税收筹集资金并进行转移支付，连同省市级政府财政经费，下拨到县级，县级财政也承担一定经费，汇总后分别进入县级新农合基金与县级公共卫生服务专项经费，因此统筹层级以县为单位。公共卫生服务和医疗服务的购买方实为县级政府，分别由下设卫生局和新农合办公室实施具体的购买管理。

根据制度经济学"治理结构"理论，我国政府与购买方的关系属于"层级型"，甚至属于严格意义上的"命令与控制"。这在很多以公立为主，由政府或政府下设公立保险机构实施卫生服务购买的卫生体系中比较常见。这种模式与"市场型"相对。通常情况下,"层级型"有利于实现中央和上级政府的政策目标,且有较低的交易费用,而"市场型"则有较好的反应性。由于具体实施购买的机构为县卫生局和下设新农合办公室,一方面要作为购买方代表需方利益,而其又是公立卫生机构的管理者甚至于承办者。因此,在某种程度上存在利益冲突。

从购买层级的纵向分类看,我国农村医疗卫生服务购买层级在县级,根据地理性,应属于微观层面,根据人口数量,接近于中观层面。虽然究竟应当由哪一层级和怎样的组织来实施购买并无定论,但国际趋势是购买权利的下移,尤其是初级卫生保健类的服务,管理层级越低,管理效率越高,越接近需方对其需要的反应性越强,与供方的谈判也更加可行。但在我国,县级政府及下设购买机构的权限还十分有限,购买中一些关键决策主要由市级,甚至于由省级层面决定。为更好地贴近居民的需要,基本医疗卫生服务的购买决策权可以适当下放,当然这一切必须建立在县级购买方自身决策能力加强、购买方与需方战略性代理关系建立的基础上。此外,决策权的下放并不意味着上级政府的退出,中央、省市各上级政府则要在卫生发展宏观战略目标,对县级购买方的设立、规范、监督和审查等方面有明确的定位。

战略性购买有一个考量是购买机构之间具有一定竞争性,认为竞争可以加强购买机构对需方的反应性,提高购买方的绩效。然而购买机构的竞争性(如竞争参保人)在现实中并不多见,主要发生在美国,在欧洲只有德国和荷兰采用竞争性的购买组织结构[43];更多的情况是非竞争性的,主要受到地域的限制或福利保障规定的限制。然而,竞争也有其不利的一面,如降低公平性,增加交易成本。此外,如果缺乏有效的供方竞争和购买方选择供方的机制,单纯购买方的竞争未必有效率。在我国,受到地域的限制,主要由地方政府承担基本医疗卫生服务购买责任,具有垄断性,而垄断性却又是合理而必要的,因为面对我国农村地区具有垄断性的供方组织,具有垄断性的购买者才可与之制衡。而目前制度下存在公共卫生和基本医疗购买割裂的情形,却在一定程度上削弱了购买方的力量。在这一情形下,可通过赋予公众和患者更多"话语权"方式来弥补"选择权"的缺失,以提高反应性。

(4)关于供方的讨论。有观点认为,供方的竞争是服务购买的基本条件[85],我国大部分地区公立卫生机构仍占主导地位,社会办卫生服务提供者规模小、力量弱,公平有序的市场竞争环境并没有形成,这是执行政府购买最大的障碍之一[86]。诚然,卫生服务市场的竞争会体现出更好的绩效,可以更好地提升效率和社会福利。但现实是,由于卫生服务本身的特性,受到地域等因素的影响,卫生服务市场往往是不完全的(信息不对称、进入壁垒、易产生很高的交易成本等),市场竞争十分有限。在我国农村市场,供方之间的竞争并非完全不存在,比如私人诊所与村卫生室之间的竞争,各层级机构之间的竞争,甚至于跨村、跨乡、跨县的就诊也时有发生。但总体来说,竞争比较有限。根据福利经济学次优理论,如果市场无法达到完全竞争状态,则要按照一定的福利目标,努力减少纠正市场失灵所造成的负效应,从而改善效率和福利水平[87]。所以,如上所述,当供方具有垄断性时,不一定要引入很多供方,而可以通过一个垄断的购买者来与之抗衡。在这种情况下,作为购买者,更重要的不是选择供方,而是激励供方。目前还没有证据显示私立及私人资助的服务机构的效率高于或低于公立及政府举办的机构。而无论卫生服务提供者是公立还是私立,都有必要采取激励措施,以提供有效、公平、优质的卫生服务。相比于理想化的方法更应注重实用性的手段[19]。因此,设立供方绩效标准,引入绩效竞赛,将绩效与支付相挂钩,此类替代性的竞争方法是在目前情况下较为现实的选择。目前阶段,由于市场状况,购买对象主要为公立卫生院和标准化村卫生室,但这并不意味着供方只能局限在较狭窄的范围内,随着市场的逐步成熟,可扩大购买对象范围,将一些符合标准的私立机构纳入,并逐步建立购买对象的淘汰机制,从而进一步提高购买的有效性、经济性和适宜性。

第四章

农村基本医疗卫生服务
购买策略改进的设计

根据第三章的分析,宁夏农村地区基本医疗卫生服务购买尚处于被动购买状态。在本章中,将根据宁夏回族自治区农村地区基本医疗卫生系统的实际问题和原因,应用购买理论和国际经验,在第二章卫生服务战略性购买策略研制思路的基础上,为宁夏回族自治区试点县海原县和盐池县研制具体的基本医疗卫生服务战略性购买策略,包括购买核心策略及支持保障策略。

一、购买策略改进的目标及原则

根据本书第三章对宁夏农村地区基本医疗卫生系统绩效问题的诊断及服务购买体系现状的分析,在第一章战略性购买的内涵等相关理论基础上,提出"通过购买策略的调整以改善基本医疗卫生服务可及性、效率、质量"的改革目标,并制定以下策略改进的原则。

1. **系统性** 购买策略的改进是为了解决卫生系统的绩效问题,卫生系统的绩效指标有很多,至少包括效率、质量和可及性,但它们之间未必总是协同一致的。因此,无法用一种政策工具来解决所有的问题。战略性购买策略集是一个"工具箱"。在改进宁夏农村地区基本医疗卫生服务购买总体策略时,应包括各种相关策略,既包括购买核心策略,也包括购买支持策略;同时为使购买策略能更好地实施,还须考虑购买策略范畴之外的配套保障措施。

2. **针对性** 主要是针对宁夏农村地区基本医疗卫生服务购买体系中突出的问题加以改进,通过解决福利包设计不合理、供方经济激励扭曲、村卫生室服务能力不足等核心问题,来实现基本医疗卫生服务可及性、效率、质量的提升。

3. **阶段性** 服务购买所达成的结果受制度、组织背景等多重因素的影响,而服务购买也会引起组织变革等,因此购买策略的设计、实施及改进是循序渐进的过程,且应根据当时当地的发展水平和环境因素做出调整。本研究在宁夏回族自治区海原县、盐池县 2009 年基线状况基础上,设计改进未来 1～3 年的购买策略。

4. 可行性　购买的策略和工具有很多,但不是所有的策略都适用于现阶段的宁夏农村地区。在设计策略改进时,应充分考虑政治、经济、技术、社会可行性和可操作性。部分政策的调整一方面要考虑社会经济背景,另一方面要与当前主要的医改政策相适应。这需要建立在宁夏回族自治区已有的改革成就基础之上,同时借鉴其他试点项目的先进经验。

二、购买策略改进的细化

根据第二章中提出的购买策略研制思路,结合第三章中宁夏农村基本医疗卫生服务购买体系中的现实问题,在上述原则下,提出以下解决问题的路径与具体策略改进的设计(图 4-1)。

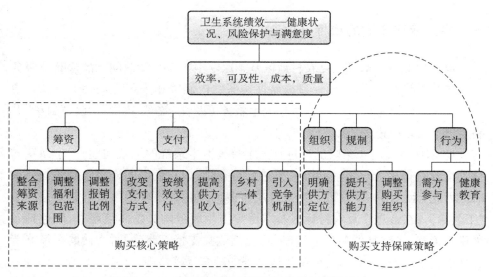

图 4-1　基本医疗卫生服务总体购买策略设计

(一) 购买核心策略

购买核心策略是从购买机构角度解决"购买什么""怎么购买"和"向谁购买"

的问题。

1. 购买什么——基本医疗卫生服务购买的筹资策略　这一决策涉及筹资阀门。是以购买者角色考虑资源的来源、分配(将资源分配到特定服务类型)与配给(将资源分派到个人),包括筹资来源的整合、福利包范围调整及资金的分配,以及对需方而言各种服务价格(福利包中各项目的报销比例)的调整[39]。

(1) 筹资来源的整合:

1) 原来做法:2009 年及之前,公共卫生服务经费(人均 6 元)由各级财政下拨至县卫生局,新农合参合资金由各级财政下拨的政府补助加上农民缴纳的保费(人均 100 元)组成,由县新农合办公室管理。两者完全独立运行。但由于卫生局负责对乡村卫生机构各项服务的监管工作,在公共卫生服务经费的具体考核下拨标准中又涵盖了基本医疗服务内容。

2) 设计原理与改进策略:公共卫生经费与新农合覆盖的基本医疗服务经费的分割会引起基本医疗卫生服务的分割,同时筹资分散又会削弱其中任何一方对供方的经济激励力度,而同一类项目费用支付标准的重复和多元,也使得供方在开展服务时面对不同的政策导向,造成激励不明与重复,也带来管理成本的上升。农村地区的公共卫生经费和新农合资金以政府筹资为主,所以易于整合。

因此,在海原县和盐池县县级成立专门的项目办公室,协调公共卫生经费和新农合经费的投入和使用,制定统一的管理政策,将不同来源的资金(2010 年公共卫生经费增至人均 15 元,新农合保费增至 140 元)进行整合。

(2) 购买范围的调整:

1) 原来做法:2009 年,公共卫生福利包只有大致范围,具体项目并不明确;乡镇卫生院和村医提供的基本医疗服务较为模糊,在规定和审核中强调要使用《合作医疗用药目录》内的药品,即卫生局和新农合在购买服务前,对拟购买的卫生服务内容并未清晰界定。在本书第三章已经提到新农合门诊和住院基金的分配比例为 3∶7,即人均门诊基金 30 元,人均住院基金 70 元,总的基金使用率为91%(海原县)和 109%(盐池县)。基金分配及使用主要集中在住院部分,只覆盖少量的村卫生室提供的门诊服务,即新农合机构未能有效购买村卫生室提供的门诊服务。此外,原先慢性病门诊服务覆盖较窄,只包含几种疾病,与患者的实际需要联系性也不强,有很多患者虽然是慢性病患者,但因为没有慢性病卡(发放率很低)也无法获得相应的保障,即新农合未能给需要基本医疗服务的患者有效购买相应服务。

2）设计原理与改进策略：理论和实证都显示公众有很大一部分预防保健和常见病、多发病及慢性病诊治的需要，要将经济资源的实际配置与公众健康需要相联系，且这类服务通常具有更优的成本效果，可以实现以现有资源达到更大健康收益的目标，从而增进社会福利。因此，在购买范围中要体现出对基本医疗卫生服务的保障。为实现基本医疗服务的可及性，应明确界定购买服务范围；同时将资源向基层医疗卫生机构倾斜，与政府对各级机构的定位相适应，以提高卫生系统整体效率；以"基本医疗卫生服务"为重点，体现购买方对需方和政府的代表性。根据调整后的公共卫生和基本医疗福利包，调整资金分配比例，即通过对卫生服务保障范围的确定及资金的划拨分配来实现基于服务类型的资源分配。

基本医疗卫生服务的范围较为广泛，要与基层医疗机构的服务能力相适应，同时体现期望实现的服务范围及促进人群健康的优先需要。强调健康促进、预防保健，常见病、多发病和伤害的一线诊断和治疗及对慢性病的管理。

界定购买服务范围：根据宁夏回族自治区卫生厅、财政厅、人口和计划生育委员会制定印发的《关于推进宁夏基本公共卫生服务逐步均等化的实施意见》中确定的九大类 33 项公共卫生服务项目（表 4-1）作为公共卫生服务的购买范围。普通门诊购买范围在村级借鉴宁夏前期已开展的"人人享有基本医疗卫生服务"试点[①]经验，由村卫生室负责诊疗 30 种疾病，配备 120 种药品，且输液控制在总诊疗人次的 15% 以内。乡镇卫生院则就目前能力开展基本医疗诊治并使用宁夏基本药物目录（基层部分）内药物。基本药物目录分为化学药品和生物制品、中成药、中药饮片 3 部分。其中化学药品和生物制品共 230 个品名，510 个品规；中成药共 139 个品名，266 个品规。根据需方健康需要调查及专家咨询，调整并扩大慢性病范围（Box 2）。

---

① 宁夏"人人享有基本医疗卫生服务"实验研究项目是在我国卫生部、英国国际发展部和世界卫生组织三方合作实施的中国卫生政策支持项目（HPSP）的资金、技术和政策支持下开展实施的一项卫生改革和制度建设实践项目。2008 年，卫生部将宁夏确定为开展人人享有基本医疗卫生服务实验研究省区，目的是通过项目实施为国家研究、探索可推广的基本医疗卫生服务运行模式。项目的产出之一是确定基本医疗卫生服务包。

表 4-1　乡镇卫生院和村卫生室公共卫生服务职能的划分

项　目	村卫生室	乡镇卫生院
(1) 居民健康档案		√
(2) 健康教育	√	√
(3) 0～36 月龄儿童保健	√	√
(4) 孕产妇检查	√	√
(5) 老人健康体检	√	√
(6) 预防接种	√	
(7) 慢性病管理	√	√
(8) 传染病网络报告监测系统	√	√
(9) 重性精神疾病管理	√	√

Box 2　海原县、盐池县新农合福利包调整的具体策略设计

整合医疗资源,充分利用现有资金,实行大小病兼顾,注重预防保健,以达到公平享有和有效率服务的目标。用科学方法设计服务包,引导患者到基层医疗机构就医,使小病不致拖成大病。2010 年,试点县新农合门诊统筹费用为 60 元,住院统筹费用为 80 元。具体报销办法如下:

(1) 普通门诊。普通门诊不设起付线,可以在县、乡、村级医疗机构报销。报销比例从村级到县级逐层递减,全年家庭成员每人累计最高补偿150 元。

村卫生室就诊:借鉴人人享有基本医疗卫生服务试点经验,村卫生室负责诊疗 30 种疾病,配备 120 种药品。输液控制在总诊疗人数的 15% 以内,次均费用控制在 13 元内,报销比例为 65%,每次就诊向患者收 1 元诊疗费。

乡镇卫生院就诊:乡镇卫生院使用宁夏基本药物目录内药物,次均费用控制在 24 元内,报销比例为 50%。

县级医院就诊:2010 年报销比例为 30%,次均费用海原县控制在 34 元内,盐池县控制在 50 元内。

(2) 慢性病门诊。慢性病范围:冠心病、先天性心脏病、高血压Ⅱ期、脑血管病(后遗症)、糖尿病、慢性肾炎、类风湿关节炎(活动期)、肢体瘫痪、肝硬化、慢性活动性肝炎、肺心病、支气管哮喘、风心病、精神病。

慢性病就诊单位:乡镇卫生院和县级医院。

慢性病报销比例和限额:乡卫生院为50%,县级医院为40%。全年累计最高补偿限额为:单病种患者1 000元,两种病种患者1 500元,两种以上病种患者2 000元。

(3)大病门诊。癌症的化疗放疗、慢性肾功能不全透析治疗、器官移植抗排治疗、泌尿系结石激光碎石的大病患者,可到三级医院或专科医院门诊治疗,报销比例为40%,全年累计最高补偿5 000元。

(4)住院。2010年继续执行2009年的起付线、报销比例、封顶线。

(5)补偿程序。患者在村卫生室就医,个人只支付诊疗费和自付部分。在其他医疗机构报销方式执行全区新农合经费报销规定。

3)确定购买对象范围:将海原县201所标准化村卫生室和19家乡镇卫生院,盐池县99所标准化村卫生室和8家乡镇卫生院全部列为服务购买的供方机构。

4)调整资金分配:暂将公共卫生经费全部用于公共卫生服务。在2009年的基础上,根据购买服务范围、供方机构范围及支付额度的变化,预计2010年门诊基金使用量将有大幅度上涨。根据粗估法估算,将2010年新农合新增的40元中30元用于门诊基金,10元划入住院基金,则当年门诊基金为60元,住院基金为80元。

(3)调整报销比例:

1)原来做法:2009年,两县普通门诊报销比例在30%~35%,各级医疗机构报销比例一致,县、乡、村三级报销比例无差异;住院报销比例乡级为80%~85%,县级为75%~80%,县级以上为25%~40%,门诊和住院报销比例明显倒挂。

2)设计原理与改进策略:通过降低需方的绝对共付水平(绝对价格下降),调整相对共付率(相对价格),用经济激励机制调控需方的就医行为和服务利用,引导患者从利用住院服务向利用门诊服务,从上级机构就诊到基层就诊转移,即通过价格机制实现卫生资源对个人的分配。

降低福利包中门诊项目的绝对价格,减少农民共付:在购买服务范围内加大门诊服务和基层机构报销比例,村级门诊上升到65%,乡镇卫生院门诊上升到50%。

3)调整各项目相对价格:在福利刚性的约束下,大幅降低住院报销比例不太可行,主要是通过提高门诊报销比例调整门诊与住院的相对价格,同时对基层机构门诊、住院服务设置较高报销比例,适当调低上级机构的住院报销比例(表4-2)。

表 4-2 海原县、盐池县 2009 年、2010 年新型农村合作医疗基本报销政策比较

项 目			海原县		盐池县	
			2009 年	2010 年	2009 年	2010 年
普通门诊	起付线(元/次)		0	0	0	0
	报销比例(%)	村级	30%	65%	35%	65%
		乡镇卫生院	30%	50%	35%	50%
		县医院	30%	30%	0%	30%
	封顶线[元/(年·人)]		100~120	150	150	150
门诊慢性病	起付线(元/次)		0	0	0	0
	报销比例(%)	乡镇卫生院	40%	50%	40%	50%
		县医院	40%	40%	40%	40%
	封顶线[元/(年·人) 1/2/2种以上慢性疾病)		2 000	1 000/1 500/ 2 000	1 000	1 000/1 500/ 2 000
门诊大病	起付线(元/次)		0	0	0	0
	报销比例(%)	县医院	40%	40%	40%	40%
		县级以上医院	0	40%	40%	40%
	封顶线[元/(年·人)]		5 000	5 000	1 000	5 000
住院	起付线(元/次)	乡镇卫生院	90(成人)/ 60(儿童)	60	100	100
		县级医院(成人)	160	160	200	200
		县级医院(儿童)	90	90		
		县级以上医院	300	600	500	600
	报销比例(%)	乡镇卫生院	85%	85%	80%	80%
		县级医院	80%	80%	75%	65%
		县以上医疗机构	40%	35%	25%	25%
	封顶线[元/(年·人)]	上述各类医疗机构	30 000	25 000	15 000	15 000

海原县和盐池县新农合福利包调整的具体策略见 Box 2。

2. 怎么购买——基本医疗卫生服务购买的支付策略 这一决策涉及支付阀门,是以购买者角色考虑如何对供方进行激励,以获得购买方所期望的系统绩效结果。实践表明,在卫生部门中,经济激励是最重要的影响组织和个人行为的因素之一[88]。对于这项策略的改进设计主要考虑以下 3 个方面。

(1) 改变支付方式:

1) 原来做法:公共卫生服务主要采用按人头支付方式,即卫生局按照每覆盖人头一定金额的标准(每年人均 6 元)支付给乡镇卫生院(4 元)和村医(2 元),不管实际提供的服务种类和数量,无论覆盖人群是否得到了卫生服务,提供者都可以得到相应的支付;少量服务采取按服务项目付费的方式向患者收取部分费用(如疫苗接种)。基本医疗服务则主要采用按项目付费方式,即购买方根据供方实际发生的医疗服务进行事后报销。

2) 设计原理与改进策略:按人头支付主要能对供方产生提高服务效率,减少人均服务投入,降低成本的激励[82];按项目付费则由于医生及医院收入与服务量挂钩,诱使供方不断增加服务量。由于支付项目和支付水平的不同,在村卫生室和乡镇卫生院出现两种情况。

村卫生室提供的基本医疗服务主要包括疾病诊断和药品处方调配。在目前没有诊疗收费或诊疗收费偏低、药品收益为零的情况下,即使采用按项目付费方式,村医也不愿意多提供基本医疗服务;而对于公共卫生服务在按人头付费又缺乏结果考核的安排下,则存在着少提供甚至于不提供服务的倾向。如果对村卫生室缺乏严格的监管或者存在支付与绩效无关的情况,则会造成村卫生室公共卫生服务与基本医疗服务提供都不足的局面。

乡镇卫生院所提供的基本医疗服务包括疾病诊断、药品处方调配外,还有检查和治疗项目。在目前没有诊疗收费或诊疗收费偏低、药品收益为零的情况下,乡镇卫生院提供药品处方调配的动力不足。为维持收益会补偿性地增加检查和治疗项目,引起医疗费用不合理上升。而对于公共卫生服务在按人头付费的安排下,也存在少提供甚至于不提供公共卫生服务的倾向,造成乡镇卫生院重视基本医疗、忽视预防保健的结果。

一般认为,实行按人头支付办法,并允许供方保留或自行支配人头费的结余,则他们就有提高公共卫生服务效率,节约服务成本,向上级或下级转诊患者的动力。通常公共卫生服务较医疗服务更具成本效果,长期而言能够降低疾病发生而产生的治疗成本,或者控制疾病发生后的病情进展。对基层医疗卫生机构所提供的公共卫生服务和基本医疗服务实行服务整合的按人头支付,在此经济机制激励下,基层医疗卫生机构会更加重视预防保健和早期治疗,以有效降低总的医治成本,从而增加收益。这样,可以提升机构的总体效率,有望实现提高服务质量、合理的上下转诊和控制医疗费用上涨的效果。因此,对乡镇卫生院和村卫生室提供的公共卫生服务与基本医疗服务采取协同的按人头支付方式有其积极意义。

虽然按项目付费会引起服务量和不合理费用增加,但是它也有一定的优点,可以减少供方风险,保证供方收入,从而提升目标服务的可及性。在宁夏农村村级基本医疗服务供给低于需求的情况下,可在一定范围内采用按项目付费方式以刺激基本医疗服务的提供量。

3) 对村卫生室的主要支付方式及标准:对公共卫生服务和基本医疗门诊服务采取混合式支付方式,支付标准依据服务成本测算结果、预测数据、历史数据和其他项目经验:①按人头预付,基本医疗卫生服务(含公共卫生和基本医疗)人头经费=7 元(公共卫生服务,依据其他项目成本测算结果,由购买方支付)+1.5 次(年人均门诊次数,依据预测数据)×13 元(次均门诊费用,依据历史数据设定,由购买方和患者按比例共付)×65%(新农合报销比例)=19.68 元;②按项目付费,每增加一次门诊获 2 元(购买方与患者各 1 元),每增加一次出诊获 4 元(购买方与患者各 2 元);③基本薪酬,每个村卫生室每月 100 元。

4) 对乡镇卫生院的支付方式及标准:对公共卫生服务和基本医疗门诊服务采取按人头预付方式,支付标准依据服务成本测算结果、预测数据、历史数据和其他项目经验。基本医疗卫生服务(含公共卫生和基本医疗)人头经费=8 元(公共卫生服务,依据其他项目成本测算结果,由购买方支付)+1.5 次(年人均门诊次数,依据预测数据)×(18~24)元(次均门诊费用,依据历史数据设定,购买方和患者按比例共付)×50%(新农合报销比例)=21.5~26.0 元。

(2) 支付与绩效挂钩:

1) 原来做法:随着宁夏回族自治区对村卫生室、乡镇卫生院的公共卫生服务购买制度的逐步建立,购买方开始关注服务的质量和绩效,规定了按人头预付经费的 80%实行预拨,剩余 20%的支付与绩效考核结果挂钩,考核合格才能全部兑付剩余资金,不合格的则要扣减剩余资金,同时对考核优秀者予以奖励。但绩效考核所采用的指标更多的是关于服务数量或者是一些如婴儿死亡率、孕产妇死亡率之类的宏观健康指标,同时在公共卫生经费名目下还包含基本医疗服务质量和群众满意度等指标(见 Box 1),没有建立服务——绩效(质量)——支付之间的明确联系。

而在新农合对基本医疗服务的支付过程中,主要是出于费用控制目的规定了次均门诊费用限额,并抽查诊疗和用药规范执行情况,将次均门诊费用增长幅度和年门诊费用增长幅度作为定点医疗机构考核的重要内容和下一年度评审门诊定点医疗机构的重要依据,缺乏对医疗服务质量和效率的关注。

2) 设计原理与改进策略:战略性购买最大的特点是以"是否具有物有所值"视角去看待所要购买的服务,即服务是否具有成本效果,是否有较高的效率,是否有较高的质量(质量是效率的内生变量),在此基础上做出购买决定。宁夏农村地区的基本医疗卫生服务质量和效率相对低下,而在现行支付制度中,很少关注客观的服务质量和健康产出。而在拟执行的按人头预付方式下,供方有提高质量改进效率的动力,但也会出现各种选择患者、减少服务等控制成本的对策,从而在一定程度上损害质量或阻碍质量的提高。因此,考虑将服务质量和健康结果作为对供方支付的依据和考核指标,在供方服务之前明确服务结果的范围和目标,服务之后将卫生服务的支付与服务质量及结果挂钩,通过经济激励引导供方自行加强对质量和绩效的关注,从而提高效率。

上述整合后的公共卫生和基本医疗人头费及工资的 70% 在年初预拨,预留30% 用于年终绩效考核后下拨。制定综合性的公共卫生与基本医疗服务绩效指标和考核办法(见附录),乡、村两级最终实际付费将根据绩效考核成绩进行奖励或处罚。

海原县、盐池县基本医疗卫生服务支付的具体策略如 Box 3 所示。

Box 3　海原县、盐池县基本医疗卫生服务支付具体策略设计

利用支付制度影响供方行为,以提高医疗服务效率,改善医疗质量,实现合理的双向转诊,控制医疗费用上涨。

(1) 乡镇卫生院。乡镇卫生院公共卫生补助经费按服务人数包干,并按绩效考核付费;门诊医疗费用按人均 1.5 次服务量,次均服务 18～24 元包干,并按绩效考核付费。

经费计算方法。公共卫生部分:8 元×乡镇人口总数;门诊医疗服务:以次均费 24～28 元,人均在乡镇卫生院就诊 1.5 次乘以全乡镇人口,预

算总额为上述 3 个要素计算。

支付方式。将两者捆绑整合，乡镇卫生院在每年期初可以得到 70% 的预算。最终实际付费将根据对乡镇卫生院的绩效考核成绩进行奖励或处罚。

对乡镇卫生院的绩效考核将包括对村卫生室的监管，如果村医的绩效不达标，乡镇卫生院负有同样责任。绩效考核由县卫生局和相应的管理委员会实施。这一委员会成员应包含新农合、公共卫生管理部门和患者。

（2）村卫生室。收入来源包括：每月 100 元的政府补贴；公共卫生补助费，每个服务对象可获得 7 元的公共卫生补助经费，总预算为 7 元乘以村人口数；基本医疗服务费，以次均门诊费 13 元，人均村卫生室就诊 1.5 次乘以村人口数，总预算额按上述 3 个要素计算；村卫生室每提供一次门诊服务，可以得到 2 元的诊疗费，患者和新农合各出 1 元；每提供一次出诊服务，可获得 4 元的诊疗费，患者和新农合各出 2 元。

支付方式。每季度初乡镇卫生院给村卫生室预拨预算总额的 70%，余下的依绩效考核结果而定，每月村医报账时，新农合支付其当月的诊疗费。

村卫生室的考核。公共卫生绩效考核：在现有的考核内容上增加结核病管理、结核病早期发现和转诊、高血压病管理、高血压患者的血压控制。基本医疗服务考核：包括处方记录保存、常见病诊疗规范性、合理使用抗生素、肌内注射和静脉滴注的适宜性、次均费用控制、门诊服务量至少达到人均 1.5 次、出诊服务必要性、合理性、患者满意度（诊所开放时间、交通情况；每次就诊所费时间；为患者解释健康问题等）。

（3）实行乡村一体化管理。村卫生室的政府补贴、公共卫生补助经费、基本医疗门诊预拨款先拨至乡镇卫生院，由卫生院按季度预拨 70%，其余的 30% 经绩效考核后发。如有结余，按照乡镇卫生院与村卫生室事先协商签订的协议进行二次分配。乡镇卫生院和村卫生室共同承担的门诊服务量不低于人均 2.5 次，其中 50% 的服务必须在村级提供。如果村卫生室服务能力过于低下，乡镇卫生院可以直接派人在村级设卫生站提供服务。

（3）提高供方收入：

1）原来做法：2009 年，海原县、盐池县一个普通村医的收入主要包括政府财政补贴（每月 100 元），公共卫生人头经费（人均 2 元），按项目收取计划免疫、肌内注射、静脉注射器具费和少许诊疗费。年总收入通常在 5 000 元（以村人口 1 500 人计）左右，其中公共卫生服务收入占总收入的一半以上，其次是财政补贴。

2）设计原理与改进策略：现行对公共卫生服务和基本医疗服务的支付率较低，一方面影响了购买方对供方的调控力，更重要的是村医基本无利可图，甚至于出现边际收益小于边际成本的情况，导致村医理性地减少服务提供。并且由于所支付的相对价格的差异，公共卫生服务比基本医疗服务净收益较高。所以，有些村医只提供公共卫生服务而不提供基本医疗，从而严重影响基本医疗卫生服务的开展，特别是影响基本医疗服务的可及性。

有鉴于此，一要提高供方的收入，使其愿意从事服务；二通过整合公共卫生服务和基本医疗服务的资金使用弥合两者对供方的相对价差（之前已经论述）。这样，也加强了购买方对供方的控制力。

提高供方收入：对供方的支付水平应当等于或者高于供方可以从其他地方获得的报酬。如果是对医生的支付，应当根据社会普遍认同的可以吸引个人从事专业工作的报酬水平[89]。因此，村医收入应至少高于当地平均务农收入。根据村医调查和深度访谈，确定村医净收入应不低于农民工在外打工净收入的标准，即个人年净收入达到 8 000～10 000 元。在 2010 年人均公共卫生服务经费上调、新农合参合费上涨的情况下，通过前述福利包的调整及支付方式的改进设计，预计村医总收入可达 11 000～13 000 元（假设村籍人口为 1 000 人），可调节供方收入在上述水平范围内，甚至高于此水平。

3. 向谁购买——基本医疗卫生服务购买的组织策略　这一决策涉及组织阀门。是以购买者角色考虑从哪里获得服务，以提升所购买服务的质量和效率。购买者最常用的组织策略是签订合约，通过合约方式选择供方，规定购买服务的数量、质量等。但是目前阶段，在宁夏农村地区利用合约方式的条件（如治理结构，购买方、供方管理能力）尚不成熟。我们考虑通过其他途径来改变组织阀门：主要是依靠支付阀门的传导引起组织的有机整合和合理竞争，从而提升服务质量和效率。

（1）乡村一体化：

1）原来做法：宁夏地区乡村卫生机构缺乏合作，存在不合理的竞争，导致卫生服务分割,削弱了卫生服务的持续性,威胁到卫生服务的质量,同时这种情况下村医处于竞争劣势,也不利于其提升服务能力。

2)设计原理和改进策略:通过支付制度的设计将乡镇卫生院与村卫生室经济利益捆绑,有助于实现乡村卫生机构的资源整合。比如,卫生院乐于将患者向村卫生室转诊,从而提高服务效率。经之前分析,乡村医生的服务能力低下是制约基层卫生发展的重要原因,通过乡村一体化管理,促使乡镇卫生院管理和带动村医提升服务能力,或直接派遣医生在村卫生室提供服务。

主要有两项措施:①以乡为单位(乡村服务量各占一半)进行预算,且村卫生室的经费由乡镇卫生院管理拨付,两者结余合并后在乡村之间进行分配;②对乡镇卫生院进行支付的绩效考核内容包括对村卫生室的监管,如果村医的绩效不达标,乡镇卫生院负有连带责任。

(2)引入竞争机制:

1)原来做法:受到地理位置、经济补助等综合因素的限制,在宁夏农村地区,基层医疗卫生机构之间的竞争十分有限。乡镇卫生院基本处于垄断地位,几乎不面对竞争。据调查每个行政村一般只有一个标准化村卫生室,除个别私人诊所存在一定竞争力外,村卫生室也很少面对竞争。

2)设计原理和改进策略:按照之前购买策略的设计,公共卫生经费和新农合基金购买标准化村卫生室和乡镇卫生院提供的基本医疗卫生服务,从机构准入方面限制了竞争。适当地强化竞争可以增进经济效益和社会福利。因此,考虑其他方法,在按绩效支付过程中引入竞争性管理方式来促进服务提供者展开竞争。

在按绩效支付30%剩余费用时,不仅考察各机构绩效指标的绝对得分,更重要的将同级服务提供方的绩效总分进行(村与村之间、乡与乡之间)比较,来确定最终支付额度:得分高于平均分的机构多获得奖励,即实际考核所得高于其应得的30%,最终实际总收入大于原先预算金额;等于平均分的机构获得剩余的30%;低于平均分则只能获得少于30%的剩余经费。通过此种方式在同级医疗机构之间形成竞争态势,以激励各机构提高工作效率、服务质量和反应性。

(二)购买支持保障策略

购买支持保障策略是指购买核心策略之外,对购买结果产生影响的系统政策。这部分策略有很多,本书主要聚焦于促进需方与购买方关系改进的机制,以建立需方表达购买意愿、参与购买过程、反馈购买结果的渠道;政府加强购买监管职能，明确乡村两级卫生机构的职责定位和任务划分；政府加强供方、需方的能力建设等。主要设计以下策略。

1. 明确乡村两级定位，建立完善的农村医疗卫生服务网络　为确保购买方能向合适机构购买到合适的服务，政府应加强对基本医疗卫生服务的界定及明确基层医疗卫生机构定位，确保服务的提供。

借鉴之前在自治区其他农村地区开展的"人人享有基本卫生服务"试点经验及自治区政府确立的九大类33项公共卫生服务，在专家咨询基础上对村卫生室服务进行明确定位，对乡村两级承担的公共卫生服务内容进行划分。

2010年，在考虑人群需要和医疗卫生服务效率及质量的基础上，明确村医的定位，界定其工作职责、范围和内容（见表4-1，Box 4）。村医的职责除了免疫接种、预防、健康教育，结核病例的监测、转诊、随访和管理及常见病的诊疗以外，扩展到慢性病管理和家庭访视。

Box 4　村卫生室定位——基本医疗服务

1. 常见病的门诊诊疗　村卫生室可提供如下30种常见疾病的门诊诊疗：感冒、急性气管炎、慢性气管炎、腹泻、小儿消化不良、胃炎、消化道溃疡、痔疮、胆囊炎、胆石症、尿路感染、阴道炎、痛经、盆腔炎（附件炎）、结膜炎、鼻旁窦炎、牙痛、中耳炎、糖尿病、高血压、腰肌劳损、骨性关节炎、坐骨神经痛、更年期综合征、特发性头痛、化脓性皮肤感染、慢性皮炎（脓包疮、荨麻疹、湿疹）、小儿惊厥、一般外伤、急危重患者的应急抢救、一氧化碳（轻度）中毒的诊治。

对于每一种常见疾病，逐步向村医提供诊疗指导原则。

2. 家庭诊疗　走入家庭，开展家庭诊疗，家庭康复。

3. 复杂病例的转诊　对于复杂病例或病情严重的患者应及时发现并转送上级医疗机构治疗。

在第1阶段工作完成后，进一步明确村卫生室、乡镇卫生院和县医院的各自定位。在对村医进行适当培训后，将乡镇卫生院中可由村卫生室完成的服务，安排由村卫生室提供；将县医院中可由乡镇卫生院完成的服务调整至由乡镇卫生院提供。在三级机构间建立起有效的转诊制度；复杂疑难危重患者及时发现并转送上级医疗机构治疗;经诊断和治疗,病情稳定的患者转至下级医疗机构进行随访和管理。

2. **调整购买组织,实行村民监管,建立问责机制** 为更好地贴近居民的健康需要,同时为实现公共卫生经费和新农合经费的筹资和使用的整合,由县级政府出面牵头,成立专门项目办公室,将县卫生局公共卫生管理部门、新农合办公室等相关人员纳入,在省级项目办的指导和监督下,承担购买方角色功能定位,自行制定福利包调整、支付制度改革等一系列政策,实现购买决策权和行动权下放,同时通过项目及日常培训进一步加强购买能力建设。由于居民是卫生服务购买的直接受益人,所以他们有监管基金使用、监管供方和决定福利包的意愿和立场,考虑通过居民的直接参与来改善购买方的代理职能。需方的参与,有助于基本医疗卫生服务范围更好地贴近卫生服务需要,能加强供方改善质量和效率的责任性,并且可提升需方对其自身健康的责任感。同时,居民更加健康的生活方式可使政府、社会对基本医疗卫生服务的投资获得更大收益。哈佛大学曾在中国西部农村做过试点:在县级购买组织中纳入当地居民(包括低收入人群)的参与,并证明其可行性,且可以影响购买决定[90]。借鉴该试点经验,应建立以下村民参与购买的机制。

(1) 行政村建立村民管理小组,小组由志愿者组成。村民管理小组工作包括:监督村医工作和服务态度,如村卫生室是否有人值班、是否供应基本药物、卫生室的清洁和消毒状况等;收集患者对村医和卫生院服务满意度的评价;实施对村民进行健康教育工作。

(2) 对乡镇卫生院的绩效考核由县卫生局和相应的管理委员会实施。这一委员会成员应包含新农合、公共卫生管理部门,医学顾问等专业人士;同时也包括患者代表。

(3) 乡镇成立新农合监管理事会,成员由村代表组成,一村一人。负责监督新农合对村民的补偿,汇总村民管理小组对卫生室和卫生院的绩效评价结果,建议如何完善福利包,向试点项目县县政府提交对新农合绩效的评价报告。试点项目所在县人大和政协对新农合实施监管,每年对新农合进行绩效评价。

上述需方参与并实施监督的机制也意味着购买方组织的有机变化,即购买主体利益的多元化,购买方对需方的代表性加强,同时也有助于政府对购买方和供方的管理能力和实际效果的提升。

3. **开展群众教育,改变民众的不良健康和求医行为** 开展预防、免疫、健康生活方式、饮食、控烟、结核病治疗等知识的健康教育活动,提高居民健康行为形成率。引入国际经验,改善人群对慢性病防治知识的认识,开展慢性病的自我管理。提高患者的医疗知识,教育患者使用适宜的治疗手段,如一般感冒不用抗生素和输液,按病情就诊、转诊等。

4. 提高供方的专业及管理能力 培训乡村卫生人员,强化医德观念,爱岗敬业的精神。提高诊断和治疗水平,并认清转诊标准及责任,做好本职工作。培训乡镇卫生院管理人员,以提高其管理水平。建立管理信息系统,收集乡镇卫生院和村卫生室的卫生服务信息,作为日常监督、管理和绩效考核的依据。

综上,通过战略性购买核心策略与支持保障策略的设计来改进购买体系中各方关系和互动机制,各项策略与系统主要问题及其根源的对应关系如图4-2所示。

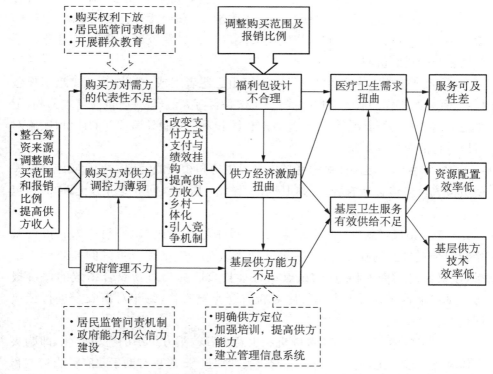

图4-2 农村基本医疗卫生服务购买总体策略及其作用机制

三、讨论与小结

（1）根据"通过购买策略的调整以改善基本医疗卫生服务可及性、效率、质量"的改革目标，秉着系统性、针对性、阶段性和可行性原则，本章基于购买方角度，设计了一整套购买核心策略，包括整合筹资来源、调整购买范围和报销比例的筹资策略，改变支付方式、提高供方收入、支付与绩效挂钩的支付策略，并在支付策略基础上发展了乡村一体化和引入竞争机制的组织策略。从系统角度，根据宁夏农村地区购买体系的主要问题，提出了分别作用于需方和供方的购买支持保障策略。

（2）关于福利包的讨论。战略性购买的一大特征是以居民的健康需要为导向，不仅包括治疗性服务，也涵盖预防性服务。从之前的分析可以发现，宁夏广大农村居民对预防保健类服务，常见病、多发病以及慢性病的治疗需要明显。虽然资源配置的优先重点在各个国家之间存在不同，但资源配置有两个公认的目标：一是效率，努力提高全人群健康水平，以使健康结果最大化；二是公平性，即缩小不同个体及社会团体之间的健康状况差异，以减少健康的不公平性[70]。公共卫生服务和基本医疗服务通常比大病治疗和住院服务有更好的成本效果，且是大众最常接触到的服务，加之符合我国目前对基本医疗卫生服务的战略定位。虽然有观点基于医疗保险特点考虑，认为新农合应以保障大病风险为主，但无论上述哪种原因，都支持加大对基本医疗卫生服务（即公共卫生和基本医疗服务）的购买保障力度。至于对福利包中具体干预措施的选择，本研究主要沿用国家和宁夏已有的规定及宁夏先前其他试点项目。从国际经验来看，目前还没有一条基本原则用来判断哪些干预措施是最具成本-效益的，人们通常使用卫生技术评估在有限的预算约束下选择使健康结果最大化的卫生服务项目和技术，很多国家这项技术应用已发展到较高水平，如英国、加拿大。然而由于每个国家的价格水平、疾病模式及保险覆盖水平等因素不同，各国仍需要评估其各自体制环境下的成本-效益和效率。可以确定的是，由于种种原因，高成本、低影响的干预措施往往被过度使用，而低成本、高影响的干预措施却仍有待开发[19]。因此，从前者向后者的资源转换是实现更高效率的一个显而易见的途径。不过成本-效益并非确定福利包时的唯一考虑，卫生服务的可及性和社会价值、健康结果的公平性，以及其他政治经济、组织制度等约束条件也必须综合考虑，最后确定购买或保障的具体项目和范围。但是，保持对成本-效益的关注始终是至关重要的，它有助于开展更加积极的服务购买,以确保卫生系统在同等投入下获得最佳的结果。

(3)关于卫生人员生产力不足的讨论。卫生人员短缺、人力不足往往是卫生系统发展的一大障碍。招聘效率低下、培训不当、监管不力及人员分布不均都会降低系统效率。而人员补偿不足、收入低下造成工作环境不利,都是构成卫生人力匮乏的重要原因,也导致了大量卫生服务的削减[79]。全球至少有13亿人不能获得最基本的卫生保健,通常是因为卫生专业人员的短缺。这种短缺是全球性的,但是在那些充斥着贫困和疾病的国家和地区,最需要卫生专业人员,这种短缺却最为严重。上述各种问题掺杂在一起所导致的必然结果就是生产力低效,绩效低下。据WHO估算,全球每年由于劳动力的低效率而损失的费用超过5 000亿美元。《2006年世界卫生报告》对如何减少此类损失,即如何保留卫生人力,提高人员的生产力和绩效进行了详细分析,并着重强调了公平可靠的报酬及实现其技能与工作之间更好的匹配的重要性[91]。因此,适当的薪酬保障成为重要的购买核心策略,而合理定位及直接投资于卫生专业人员的培训和支持则成为支持保障策略的重点。

(4)关于合约机制的讨论。购买方与提供方之间进行谈判并在之后签订合约,即谈判机制或合约机制,直接作用于供方组织,是整个服务购买策略中最显见并可以操作的过程,是将公众健康需要与合适的卫生服务供给相连接的主要手段,是形成并展示购买方和医疗机构之间关系的关键方式,同时也是实现购买目标的重要环节,甚至有人将谈判及合约形成等同于服务购买本身。通过谈判和合约签订过程,可以反映购买方的卫生目标和群众的健康需要,同时明确服务提供的内容和条件。此外,它们还可以界定当意外发生时购买方和服务方风险分担的情况。不过由于谈判合约机制偏重于操作,且在宁夏农村地区对服务购买的理解还比较有限,购买方与提供方之间目前主要依托直线式管理。相关政策环境尚未形成,更为重要的是合约中应当涵盖的策略机制尚未得到充分的发展。因此,本书对"怎么购买"的政策设计主要聚焦于隐含于合约之中的支付制度(支付制度是一种隐含的契约),而合约机制并未作为现阶段策略的重点加以深入探讨。但是,随着购买体系的进一步深化,服务购买与提供双方责任的进一步明晰,支付制度的发展及各项绩效指标的建立完善,购买范围的进一步扩充,合约机制也必将得到新的发展,尤其是依据卫生服务市场特点所形成的长期合作协议。

(5)关于政府责任的讨论。医疗卫生服务市场面临着市场失灵,即使在那些发达的有众多私人机构参与的市场经济中,政府对市场的干预也比比皆是。市场经济中政府主要是通过参与市场而不是取代市场来进行干预。政府干预的手段不仅多种多样,而且最为重要的是,政府可以多种身份,例如购买者、保险者、调控者、雇佣者、信贷者、规划者、赞助者、监管者,甚至道德劝说者角色,参与到市场活动中去。

在我们所改进设计的宁夏农村医疗卫生服务购买体系的情境中,各级政府至少承担着 3 个角色。第 1 个是地方政府及下设部门机构所担任的购买者角色,根据购买体系的 3 个委托代理关系,由此衍生出几个重要的职能:一是公众或参保人员的利益代言人;二是调控制约供方的基金监管者;三是代表上级政府或其自身行使医疗资源配置职责。第 2 个角色是卫生服务购买的宏观监管(stewardship)者,通常由中央或省级政府担任,发挥"引导和协调"的作用。这包括战略性购买政策方向和法规框架的确立,信息收集和利用,协调平衡各方利益,保证各方(购买方、供方、需方)担负相应责任等。具体的政策如福利包的原则性规定,卫生筹资和转移支付责任,对地方政府服务购买绩效的监督,卫生服务价格的设定、对需方权益的立法保护、对供方的功能定位等。第 3 个角色严格说来是第 2 个角色的一部分,因为在宏观监管的框架下,政府肩负着一个国家或地区卫生系统绩效的最终责任[40]。目前,农村卫生体系中大部分由公立机构提供服务,且能力相对薄弱,各级政府仍需通过"补供方"形式加强对基层医疗卫生机构,尤其是其基础设施和人力(如必需的设备、管理信息系统、管理与业务技能培训等)的投入,加强供方的能力建设,以确保卫生服务购买得以实施。

值得注意的是,虽然对卫生系统的引导和协调主要发生在中央或省级层面,但这些管理最终须在地方政府层面落实。比如,宏观层面对需方权益的保护政策最终可落实到地方具体的监管问责机制;宏观层面加强基本医疗卫生服务政策以地方上对供方具体的服务内容定位和诊疗规范体现。宏观层面对地方政府购买责任和绩效的监督需建立在地方政府对下设购买机构责任和绩效的监控基础上;宏观层面对基层卫生服务投入加强的政策表现为地方层面对人员的培训和信息系统的投入等。反之亦然,即本书主要聚焦于地方政府和购买机构的责任,据此设计相关策略,但这些策略都需要中央及省级政府的相关政策和制度的支持。在此作特别说明。

此外,基于上述分析,我们得出为更好地实现卫生服务的战略性购买,各级政府必须各司其职,有所分工,并加强协调。在购买体系中的监管通常包含 4 个层级:宏观管理(stewardship)、组织治理(organizational governance)、运营管理

（operational management）和疾病管理（case management）[58]。中央政府和省级政府通常实施宏观管理，而在地方上，由于政府既是购买者，又承担管理角色，所以往往承担组织治理、运营管理，甚至于疾病管理职能，容易引起职责不明，利益冲突。因此，在地方政府内部也需要进一步加强各部门和各机构的定位及对购买机构的监管力度。需方的参与监督可以与政府的管理相协同。最后，要实现战略性购买的效果，各级政府还须加强自身能力和公信力的建设。

第五章

农村基本医疗卫生服务支付制度设计

本章将在第四章农村基本医疗卫生服务总体购买策略基础上,详细介绍购买策略中的重要环节——支付方式的形成过程和设计方案。从支付制度的理论起步,首先对不同支付方式的基本要素进行比较,随后综述当今世界医疗卫生服务支付方式的发展趋势,接着讨论如何选择基本医疗卫生服务的支付方式,最后从激励相容角度分析支付方式及其作用机制及影响支付方式效果的因素。在理论研究的基础上,分析形成宁夏回族自治区农村地区基本医疗卫生服务支付方式改革方案及其具体设计,并展望支付方式实施后的预期结果。最后,提出确保所设计的支付方式得以实施和起效的配套措施,形成支付制度体系。

一、支付制度的理论研究

在第三方购买者出现以前,由于医疗卫生服务的复杂性、不确定性,患者对偏好、价格及服务市场所掌握的信息并不充分,无法像购买其他商品一样做出消费决定。因此,只能求助于医生的专业指导,形成医患之间的委托代理关系。但是医生同时又是医疗服务的直接提供者,在信息不对称,且激励约束机制不合理情况下(如医疗机构按项目收费,医生获取工资和奖金,但奖金又与服务量挂钩),其代表患者对医疗服务的专业选择有异化为谋求自身利益过程的倾向,使两者的目标函数出现错位。

第三方购买者的出现,使得卫生服务购买交易的正面交锋从患者与供方之间转移到了购买者与供方之间。因此,购买者与提供者之间的关系往往被认为是战略性购买 3 个委托代理关系中最为重要的一个[23],是购买行为的主体,也对购买目的是否能够达成,公众利益能否得以满足,卫生系统绩效目标是否可以最终实现,起着决定性作用。

通常,第三方购买者被认为较患者或其他机构掌握着更加全面的医疗服务信息,可以在一定程度上弥合由于信息不对称引起的医患代理问题。然而,在第三方购买者与服务提供者之间,仍然表现为一种委托代理矛盾。第一,目标不一致。购买者肩负着公众和政府的委托责任,购买公众优先需要的服务,同时控制费用,而服务提供者追求自身利益最大化。第二,信息不对称。购买方无法掌握供方提供服务的所有信息,更重要的医疗卫生服务领域中的信息不对称不仅是一方比另一方掌握更多的信息,专业性造成许多医疗服务的价值很难评判,很难有一个客观的衡量标准。同一种疾病其不同的治疗方案在费用上相差可能几倍甚至几十倍,购买方无法知道提供方是否做出其希望的行为,即产生所谓道德风险的问题。

根据相关理论,在委托代理双方之间的目标不一致,并且委托人无法判断代理人行为合理性的情况下,订立具有激励相容性的契约是可行的解决方案[89]。购买理论认为,签订合约与发展支付方式是购买核心策略中两种构建购买方与供方契约关系的重要工具[43],两者常常密不可分,有时候差别并不大。支付制度及其内在的激励因素是合约得以实施的主要机制,也就是说,支付制度常常被写在合同中,支付的形式、数量和水平往往通过合同方式确定下来,而合约机制的复杂与否也常常受到支付制度的制约。甚至有观点认为支付方式本身就是一种两方或多方的激励型契约关系[92]。一般认为,合约是将购买内容、支付方式等以各种形式予以确认的操作环节,而支付方式才是真正对供方绩效产生深刻影响的机制,是合约机制的实现条件。结合我国的体制背景,目前购买方通常为政府机构行政部门,主要依靠行政指令代替合约谈判形式。

因此,支付制度是当前购买策略中最为重要的机制之一,对购买策略的具体研究应将重点放在支付制度及其所产生的激励机制研究上。

(一) 不同支付方式的比较

支付方式是购买策略的核心组成部分之一,指卫生服务付费方(政府、保险公司或患者)对卫生服务提供方(医院、医生)所提供服务进行费用补偿(结算)的方式[93],解决以"怎样的价格,如何购买"的问题。

关于支付方式国内外已经有很多学者做了研究[94, 95]。目前,世界上常见的支付方式有按条目预算付费(line-item budget)、按项目付费(fee-for-service, FFS)、薪酬制(salary)、按人头付费(capitation)、按病例付费(case-based payment,特别的有按诊断相关组付费(DRGs)、总额预算(global budget)和按绩效支付(pay - for - performance,P4P)。它们的支付单位和内容、支付对象、支付依据、支付时间等基本要素有所不同(表5-1)。

表5-1   各种支付方式基本要素比较[39, 72, 95]

支付方式	支付单位及内容	支付对象	支付方式特性		
			预算/后算	预付/后付	依据投入/产出
按条目预算付费	每条预算线	医院	预算/后算	预算/后付	投入
按项目付费	每个单项服务项目	医生/医院	后算	后付	投入
薪酬制	每个医生1周或1个月所有的工作	医生	预算	预付/后付	投入
按人头付费	每个登记居民一段时间内接受的所有服务	医生/医院	预算	预付	产出
按床日付费	每床日所有服务	医院	预算	后付	产出
按病例收费	每个病例所有服务	医院	预算	后付	产出
总额预算	每个医疗机构一段时间内提供的所有服务	医院	预算	预付	产出
按绩效支付	质量达标情况	医生/医院	预算	后付	产出

不同的支付方式,由于其不同的特性,对供方产生不同的激励作用,医疗服务提供方的行为随之发生改变,进而影响医疗服务的数量、质量、效率及费用等,以致影响整个系统的绩效(表5-2)。世界各国的经验表明,虽然卫生筹资和补偿水平对医疗行为有重要影响,但医疗行为对支付方式的变化更为敏感。支付方式关系到卫生资源的分配,比筹资和补偿水平对医疗服务的质量和效率的影响更大。科学合理地选择支付方式,将有利于促进医疗机构内部运行机制改革,提高医疗服务体系的整体运行绩效。

表 5-2　各种支付方式对供方行为及系统绩效的影响[39, 72, 95]

支付方式	对供方行为的影响				对系统绩效的影响				
	增加患者人数	每例服务投入	增加报告疾病严重程度	选择"健康"患者	可及性	质量	费用控制	效率	管理简便性
按条目预算付费	−	+/−	+/−	+	+	+	+++	−	+++
薪酬制	−	+/−	+/−		+	++	+++	+	+++
按项目付费	+++	+++	+	−	++	++	−	−	−
按床日付费	−	+	+	−	++	+	+	−	+
按病例收费	−	+	+	−	+	++	+	+++	−
总额预算	−	−	+/−	+	−	++	++	+	+
按人头付费	+	−	−	++	+	+	+++	+++	+
按绩效支付	+/−	+	−	+	+	++	+	+	+

＋代表强,＋＋代表很强,＋＋＋代表非常强,－代表弱,＋/－代表不定

（二）支付方式的发展趋势

下面从理论和实践两个角度来说明当今世界支付方式发展的趋势。

1. 财务风险从购买方向供方转移　在过去的 20 年间,一些新的较为复杂的支付方式不断演进,其总体趋势是支付水平确定的时间提前,支付单位内的服务聚集,从对投入的支付转向对产出的支付,即意味着财务风险从购买方向供方转移。

通常根据确定支付水平的时间不同,可以将支付机制分为预付制和后付制。预付制是指医疗服务提供前就已确定支付的费用,供方在预付方式中承担一定的经济风险,"结余留用,超支不补"。因此,其有减少成本增加收益的激励。后付制是指在医疗服务提供后根据服务量决定支付的费用,为增加总收入和纯收入,供方就有增加服务量的激励。由此可见,预付制所包括的服务内容越多,供方承担的经济风险就多,其节约资源,提高效率,控制成本的意识就越强。不同支付方式中,由于含预期性成分的程度不同,其对于效率的激励和费用的控制作用不同。按条目预算是对投入要素的支付,在完全按要素成本支付的情况下,供方不承担经济风险。按服务项目支付中只有服务项目的价格是预期性成分,即预先设定的支付单位很小,供方承担的经济风险几乎为零,在缺少监管的情况

下,供方通过诱导服务数量增加赢利,而购买方无法控制服务数量,必须承担所有的财务风险,此种支付方式对供方的制约相对较弱。按床日、按病例支付中的预期性成分为每床日费用或门诊和住院的次均费用,供方通过节约次均费用成本,增加服务次数就能获益。按病种支付中预期性成分从疾病的诊断扩展到整个医疗服务产出,供方承担的经济风险既包括服务项目的成本,也包括服务数量。在按床日、按病例或按病种支付的情况下,供方所承担的是支付单元内的服务绩效风险,与服务单元的数量无关。而按人头支付和总额预算支付,预先设定的支付单位是指对每个人的所有服务,几乎不含回顾性成分。对供方而言,不仅承担自己的产出绩效风险,还包括疾病发生、罹患疾病的保险风险,至此购买方将财务风险已全部转移(图 5 - 1)[96,97]。

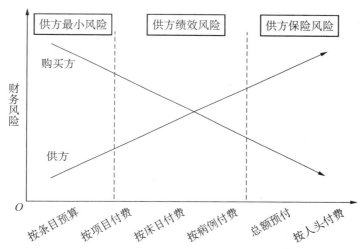

图 5 - 1 不同支付方式下购买方与提供方的财务风险[96,97]

将财务风险从购买支付卫生服务的一方向服务提供方转移是当今支付方式的一大特点。目前,世界上大部分国家都在支付中加入部分或全部预付成分,实现财务风险的转移,以提高供方的效率,达到资源的合理配置及费用的控制。发达国家和地区很早就开始采取各种预付制手段,如英国对全科医生实行按人头预付,美国住院服务采取 DRGs 支付,德国对门诊服务实施总额预付等。近年来,很多发展中国家也逐步从原先支付投入要素/成本或按项目付费向预付制变革,如泰国对初级卫生保健实行按人头预付。而我国各地也在不断进行按病种付费(如北京)、门诊住院定(限)额支付(如广州)、总额预付(如上海、杭州)等各种预付制改革的试点和探索。

值得注意的是，很多学者认为适当的供方成本共担机制（承担财务风险）有利于解决道德风险问题，但要注意平衡，不能无限制地将风险向供方转移，以防止出现如选择患者等不利结果。

2. 从单一方式向复合方式发展 在服务购买方向服务提供方支付的过程中，主要涉及 4 个利益相关者：卫生机构、卫生人员、患者和购买支付方。他们的目标和诉求往往不同，有时候甚至矛盾：卫生机构通常追求利润和数量最大化，卫生人员注重个人利益最大化，患者希望其需求和个人偏好得到满足，而购买方通常有控制成本的动力[92]。以上利益相关者目标的不一致反映在卫生系统绩效方面则产生这样的矛盾：服务质量提高与费用控制的矛盾；供方财务风险与服务效率的矛盾；风险选择与服务效率的矛盾；支付水平的公平性与最佳服务机构选择的矛盾[82]。

在我们战略性购买的分析框架中，作为购买方应承担起提升整个卫生系统绩效的责任，以协调解决上述质量、效率、可及性、费用控制等一系列相互冲突的目标实现。

支付方式是协调各方目标并提供经济激励以促成各方实现所设定目标的有效机制。虽然每一种支付方式可以解决一个或几个政策目标（如按人头预付可以提升效率，控制费用；按项目付费可以增加可及性，提高质量），但是到目前为止，还没有哪一种支付方式可以解决整个系统多元化的政策目标。通常，后付制能较好地解决服务可及性、合适的供方风险、充足的收入、避免对患者的选择、质量提升等问题；而预付制的支付方式则在合理的服务数量和水平、效率提升和费用控制等方面有较好的表现。因此，要综合地运用多种支付方式，以规避单一支付方式带来的弊端，并发挥不同支付方式的优点与协同效应，以实现多重政策目标，比如费用控制和提高质量的平衡[72]。

综合地运用多种支付方式包括很多形式，对同一个购买者来说，主要有 3 种：一是对不同供方采用不同的支付方式；二是对不同的资源类型或不同服务项目采用不同的支付方式；三是对同一种服务或项目采用复合型支付方式（blended methods of payment），即其中包含多种不同的激励。

Ellis 和 McGuire 在 1986 年[98]运用委托代理经济学模型已证明：一个追求利益最大化的医生，作为患者和医院的代理人，在对成本完全报销的情况下，他会过度地提供服务；而在预付情况下，则要视其优先做哪个委托人（患者和医院）的代理人。假设医院对其行为的影响更大，则在预付情况下，会导致服务提供的不足。因此,建议混合运用预付和后付元素来进行支付方式的设计。之后又有很多学者运用委托代理模型及寡头垄断模型分析解释了在信息不对称、供方风险规避偏好、供方目标多元化等情况下,应当选用混合支付方式[99~101]。

现在很多国家都在开始这种实践尝试。如芬兰和挪威对全科医生采取3种方式的组合:薪酬、按人头预付和按项目付费。因为薪酬制和按人头支付可以增强供方提供具有成本效果的服务的激励,而按项目付费则使供方不会因为追求效率而损害服务的可及性。在英国,全科医生主要按人头支付,但提供一些特定的服务项目(如疫苗接种、夜间诊治)时则会得到额外的支付,同时当他们达到特定目标时还会获得一定的奖励。与上述包干式支付(lump-sum payments)中加入刺激服务量的元素不同,在另外一些地区则是在按项目付费的系统中加入一揽子的支付:在加拿大魁北克专科医生的收入中引入了包干成分,在此之外对于一些特别的服务他们可以收取费用,而与此相关的其他服务则不再予以支付;在法国自愿担任"转诊角色(referring physicians)"的全科医生在按每项服务收费之外每年可以获得46欧元的人头费[102]。

3. 在传统方式中融入对服务结果或绩效的考核 传统支付方式的依据主要是服务量,比如按项目付费的依据是提供了多少项目,按人头付费的依据是服务了多少人口,即使总额预付也是根据一段时间内医疗机构提供的服务总量来确定的。不同支付方式通过支付单位和支付时间的设计来间接地使供方产生或增加服务或提高效率的动力。但是在传统的支付方式下,一个服务不足的医生与一个高质量行医的医生,获得的支付和补偿可能是一样的,医务人员及医疗机构因此缺乏提高质量的激励。所以,很多人认为医生应该根据其服务的绩效获得支付。他们认为医生会对基于绩效的经济激励作出反应,并提供高质量的服务以获取更多的收入。美国科学院医学研究所(Institute of Medicine of the National Academy of Sciences)在其2001年报告中指出,现行的支付制度在特定的临床情况下可能抑止供方对质量的追求,支付改革的原则应包括:让供方分享由质量提高带来的收益,经济激励应与最佳服务的实施及更好的患者结果达成挂钩,使患者和购买方能鉴别供方的质量差异并就此做出决定,减少服务的分割等[103]。随之,一种按绩效支付(pay-for-performance,P4P),也可称为基于绩效的支付(performance-based payment)方式出现,与以往支付方式有所不同,按绩效支付是将对卫生服务的付费与服务的质量及结果直接挂钩。购买方与供方事先协商制定若干绝对或相对的绩效标准,事后根据供方对标准的实现程度,决定对供方的支付额度。按绩效付费方式的提出源于医疗服务质量不理想的客观现实及对质量加强控制的理念,强调对医疗服务价值而非数量的回报。这种机制的基本原则是奖优罚劣,即奖励服务质量好的,惩罚服务质量差的,试图通过经济手段改善短期和长期的医疗质量,同时它还注重减少医疗差错和改善其他方面的医疗服务质量[104]。在理论上,这一支付方式有助于控制卫生服务成本,同时激励医生提高服务质量,改善服务结果。有学者认为按绩效支付是一种全新的支付方式,可以代替传统的支付方式。然而在目前现实运用中,按绩效支付是供方全部收入中的一部分,这种支付方式以对传统支付方式的补充和优化的形式出现,以传统结算方式为基础的按绩效支付也由此形成,比如将按人头预付与按绩效支付相结合[72, 102]。

关于按绩效支付能否改善卫生服务的质量,有研究者综述了 17 个研究发现[105],有 13 个研究评价了医疗服务过程的质量,但大多数是预防服务。在 6 个对医生个体进行经济激励与绩效挂钩的研究中,有 5 个显示服务质量得到改善或部分改善;在 9 个对医疗机构或医生团体按绩效进行经济激励干预的研究中,有 7 个报告服务质量有部分改善;在 2 个以传统支付方式与按绩效支付相结合的研究中有 1 个研究报告显示在服务可及性上有改善。但作者在分析所有研究时发现,有 4 个研究显示经济激励的预期外结果:如发生逆选择(不愿意接受重症患者)的现象和博弈行为(如改善免疫接种记录而不是实际改善接种服务)。此外,还发现所有研究均没有研究和评价经济激励的最佳时限或激励结束后效果的持续性,也没有研究激励对减少服务过度提供(减少抗菌药物滥用)的影响。因此,现有研究结果的普遍适用性还很有限[106]。

虽然还没有大量实证数据来支持这些理论,但是许多发达国家已经很看好其前景而大力推行。美国的公共和私人保险机构和英国的国家卫生服务体系率先运用这种支付方式。目前,澳大利亚、加拿大、德国、荷兰及新西兰等国家都对按绩效付费方案产生了兴趣[72]。

美国在卫生领域实施按绩效支付项目有悠久的历史。首次是在 1990 年在美国健康维护组织(HMO)中以降低成本为目标开展的,而今 P4P 项目已经被 Medicare、很多州立的 Medicaid 项目及很多私人保险项目所运用。目前正在进行的一个全国范围内示范性的 P4P 项目(hospital quality incentive demonstration, HQID)是由美国老年医疗保险计划和医疗救助计划中心(CMS)与 Premier 公司合作的,涉及 10 个大型医疗集团(其中包括超过 5 000 名医生的医疗集团)和 20 万老年医疗保险计划的受益者。要求所有医院发布有关其医疗结果和过程的信息,主要涉及 5 个医疗领域,包括冠状动脉旁路移植术和膝/髋关节置换术等。2%的DRG收入挂钩被纳入一个基金池,用于奖励那些医疗服务质量较好的服务提供者(如位列所有医院前10%者可获得2%奖励,前20%者可获得1%奖励)[104, 107]。除上述对医疗机构开展按绩效支付的项目,在美国大约有一半的健康保险计划根据医生或医生团体的绩效付费。美国按绩效付费的总结如表5-3所示。

表5-3　美国按绩效支付项目的基本情况

项　目	针对医生	针对医院
支付方	HMO、PPO	CMS
医生专业	初级卫生保健医生、专科医生	—
支付对象	医生个人、医生团体	医院
绩效维度	质量、效率、患者满意度	质量、患者安全、患者满意度
考核/评分方式	竞赛(与其他医生比较)、目标达成情况(threshold)	竞赛、目标达成情况
支付形式	年度奖金、提高支付率、绩效改善奖金	年度奖金、专项基金、绩效改善奖金

英国早在1990年就在全科医生服务中引入了基本的按绩效支付方式,称为"目标付费"(target payment)。只不过当时的绩效是用服务量来衡量的,如疫苗接种率。2004年实施新的全科医生合同中将支付方式直接与医疗服务质量联系起来,建立了"质量和结果评价框架"(quality and outcomes framework, QOF)。全科医师们同意依据146项质量指标,并将这些指标的测量结果变为"质量分"来提高现有的收入。这些指标涵盖10种慢性病的临床诊疗服务、诊疗活动的组织及患者的体验。英国计划在2004年起的3年内多投入18亿英镑用于该项目,经过第1年的实施平均绩效分达到目标总绩效分的95.5%[108]。2005~2006年度,通过权重后所有质量达标点共产生1 050个质量分,平均每个质量分可获得125英镑。也就是说,如果诊所获得全部质量分,1年可以增收超13万英镑[109]。2007~2008年,平均质量分为968分[110]。

一些发展中国家普遍实行的中央计划拨款方式效果不佳,海地、柬埔寨、尼加拉瓜、捷克共和国、卢旺达[72, 111]等多个国家和地区也引发了"按绩效支付"的改革。

卢旺达Cyangugu省按绩效拨款的改革是因国际卫生援助减少和政府财力困难引发的。该省从2002年开始进行按绩效拨款的改革。世界银行对2005年10月与2003年1月的调查结果进行对比,发现年人均自费额从9美元下降到

3.43 美元,有大病支出的家庭比例从 2.5％下降到 0.7％,住院分娩率从 25％提高到 61％。总之,在提高服务利用、增加卫生资金、调动卫生人员积极性和动员私人部门参与卫生服务等方面取得了显著效果[112]。卢旺达 Cyangugu 省按绩效拨款改革成功的条件是有几个配套改革文件成功地推行:一是卫生管理权的下放,他们不仅重组了"卫生地区"及其管理机构,全面负责卫生工作,而且赋予医疗机构较大的自主管理权力;二是开发了定性与定量结合的医疗质量和医疗机构绩效考核指标;三是成立了有专业管理能力的资金管理机构,实行规范的合约购买[111]。在类似于此的 3 个成功试点之后,按绩效支付/筹资已成为当地的一种准则,且 2005 年在国际发展机构的协助下,卢旺达政府已将此作为一项国家政策推广[113]。

按绩效支付的形式最常见的有两种:一种是额外的奖励;另一种是扣除原本计划偿付额的一部分,可将扣除的部分用来奖励医疗服务质量好的服务提供者[114, 115]。支付强度也与质量产出关系密切。一项研究表明,奖金达到医生收入的 5％以上才能影响其行为,年终奖不如及时奖励对医生行为影响大。也有学者认为提供者收入的至少 10％与绩效有关才能引起医疗行为的改变。而对绩效指标的选择也应当十分慎重。国际文献显示应选择那些优先领域而非面面俱到的绩效指标,通常包括服务可及性、服务结构、服务过程、服务结果和患者满意度 5 个方面。一般服务过程指标相对于服务结果指标对服务质量差异更加敏感,但是单纯地考虑过程指标又会带来博弈行为(过程质量的数据有易伪造难核实的特点,如选择有利于质量结果的服务对象,或注重纸面上的质量改进)。因此,制定绩效指标时要综合考虑服务过程和服务结果指标,应优先考量那些对人群健康有直接影响的过程和结果指标。此外,在支付方式改革实践中,加强客观数据,减少主观评定,强调监管和科学评估极为重要,否则会出现"伪效果"[105]。

4. 从向单个机构支付转向基于人群的购买 除了传统支付方式的选择和组合及新兴的支付方式的运用,还有一个十分重要的国际前沿趋势就是:从过去为患者个体向单个机构购买单一的医疗服务转向为人群向多家医疗卫生机构购买整合的医疗卫生服务(比如,包括疾病预防、疾病管理和二级治疗服务),从而实现医疗卫生服务体系的整合。在本书第二章中提到的英国 PCT 持有资金并购买二级医疗服务就是这种表现形式。泰国的情况也十分相似。在泰国,初级卫生保健可以由不同的医疗机构提供,包括社区卫生院/中心、公立和私立医院。医保机构将当地所有参保者的所有门诊服务按人头打包给这些基层单位,与他们签订合同。这些单位就成了当地居民门诊服务的守门人,并且向人群提供公

共卫生服务,称为初级医疗定点单位(CUP)。患者到上级医院就诊需经过 CUP
转诊,一旦患者被转诊到二级或者三级医院,其门诊费用由 CUP 从预算中
支付[116]。

(三) 基本医疗卫生服务支付方式的选择

基层医疗卫生机构提供的基本医疗卫生或初级卫生保健服务是整个卫生系
统中最常见、人群最常接触到的部分,也是对人群健康产生影响最大的部分。国
际经验表明,一个强大的基本医疗卫生服务体系,可以增强服务可及性和公平
性,使得患者更加满意,用较少的花费得到同样的甚至于更好的产出和结果。因
此,可及性、效率、质量是基本医疗卫生服务体系发展须协同、不得偏废的目标。
因此,基本医疗卫生服务的支付系统发展在实现这些目标的同时,对整个卫生系
统具有重大的意义。

当今世界,按人头支付、薪酬制和按项目付费是基层卫生服务和初级卫生保
健中最常用的支付方式(表 5 - 4)[72]。

表 5 - 4　世界各国初级卫生保健支付方式一览[72, 92, 117, 118]

国　　家	初级卫生保健支付方式
爱尔兰	按人头付费,按项目付费
澳大利亚	按项目付费
奥地利	按人头付费,按项目付费
保加利亚	按人头付费
丹麦	1/3 按人头付费,2/3 按项目付费
德国	对医生组织总额预付下,对医生提供的每项服务以点数法按项目付费,如果总额超支,则每项服务的点数减少
韩国	按项目付费
荷兰	高收入者按项目付费,低收入者按人头付费(根据年龄调整)
加拿大	对医生组织总额预付下的按项目付费
捷克	3 800 种服务项目按项目付费
美国	按项目付费[以资源为基础的相对价值(RBRVS)],风险共担的按人头付费
挪威	按人头付费,薪酬制,按项目付费
葡萄牙	按人头付费,薪酬制
日本	按项目付费

国　家	初级卫生保健支付方式
瑞典	按人头付费,薪酬制
中国台湾	按项目付费
泰国	按人头付费
西班牙	按人头付费(根据年龄调整),薪酬制
新西兰	按人头付费,按项目付费
意大利	按人头付费,按项目付费
英国	按人头付费(根据年龄调整),薪酬制,按项目付费
哈萨克斯坦、塔吉克斯坦、乌兹别克斯坦、吉尔吉斯斯坦	按人头付费

　　按项目支付会激励供方提供服务,提高基本医疗卫生服务的可及性。在一定条件下可能使医生为了增加收入而增加服务数量,减少单次服务工作时间和成本来获得收益与成本之间差距的最大化。当某项服务的收费高于该服务的边际成本时,医生会通过增加服务数量,如吸引更多患者和延长工作时间来增加总收益,诱导需求而导致过度治疗,引起不合理的费用增长和效率的降低。与之相反,当支付的费用与成本相比过低时,也可能发生服务供给不足的情况。类似地,有些项目如果不按项目支付,供方则可能不予重视。有证据支持按项目付费比按人头和薪酬支付能提供更多的初级保健服务,但尚缺少患者健康状态和临床结果方面的有效证据[119]。因此,对于那些期望增加供给量的服务,可采用按项目付费方式。

　　薪酬制是对供方固定数额的支付,不论服务的数量和强度。供方不承担财务风险,在供方风险规避偏好的假设下,对供方从事行医工作来说是一个稳定因素。由于支付额固定,供方有节约人力成本的动力,造成选择低风险患者,大量转诊,减少服务等结果,没有吸引患者或满足其需求的动力,可能严重影响质量。在薪酬制下,供方的职业道德是保证质量的前提,同时失业的威胁、同伴监督及支付者的监督可能是提升质量的有效办法。当然,如果供方能意识到预防保健服务可以节约成本,那么他们也会有动力从事此类服务。

　　按人头预付,对供方来说有很强的降低成本、提高效率的激励,对卫生系统而言有很好的费用控制效果。在这种支付方式下,供方有改善结果吸引患者的动力;有减少人均成本投入的动力。他们会改变投入要素组合以提高效率:如果只覆盖预防服务,供方就会把患者转诊给上层卫生机构;如果覆盖服务范围广,就会提供预防保健等成本较低的服务以降低未来的治疗成本,选择便宜的治疗方案,减少成本较高的治疗服务;也可能减少必要的服务以致损害质量,因为供方增加服务提高质量并不能获得相应的边际成本补偿。此外,供方还设法降低每一患者的治疗风险,会选择低风险的患者。

综上,按项目付费可以解决可及性;薪酬制可以使服务人员更加稳定,间接促进可及性;按人头预付主要是针对效率问题。然而上述几种支付方式,没有一种可以全面地满足基本医疗卫生服务可及性、效率、质量的目标。因此,可考虑几种支付方式协同使用。比如,将按项目付费和按人头付费联合会使服务数量介于过度治疗和治疗不足之间。此外,这几种常见的基本医疗卫生服务支付方式都缺乏对供方提高质量的直接关注和激励。虽然在有些情况下,一些外部环境会促进质量的改进。比如,在按人头预付的"钱跟着患者走"(money follows patients)机制作用下,市场竞争会使得供方提高质量以吸引患者。然而在一些中低收入国家,尤其是在偏远的农村地区,通常只有有限的甚至只有一个供方,这种有效的竞争和选择也就十分有限。因此,应当直接关注质量等绩效,设定目标值并监测绩效表现,并将此与购买支付进行挂钩。

英国对全科医生的支付就是一个混合的模式,包括基本津贴(按人头支付的运营费,占15%)、服务人头费(占50%,65岁以下,65~74岁,75岁以上人头费不同,欠发达地区的人头费略高以显示其额外的卫生需要)、按项目付费(占25%,夜间诊治、免疫接种、急诊、妇幼保健随访等服务)和目标支付(占10%,根据宫颈癌筛查率、2岁儿童及学龄前儿童免疫接种率等)[102]。目标支付在2004年后被按绩效支付所替代。此外,医生的收入中还包括工资。几种支付方式的共同使用主要就是为了增强各种支付方式有利的一面,削弱不利的方面。

另外值得注意的是,单纯地选择上述各类支付方式无法起到促进基本医疗卫生机构之间及与其他机构合作或竞争的效果。越来越多的研究发现,卫生体系效率提升的关键不仅仅在于单个机构内部效率的提升,更重要的是通过体系中各成员之间的互动和整合,对资源进行有效的配置。因此,除了对常规支付方式的选择,更为重要的是根据政策目标,在选择支付方式后对激励因素及其作用机制进行缜密的研究与设计,以促进组织和服务的协同。

（四）支付方式中的激励因素及作用机制

1. **激励因素及其影响因素**　对支付方式的研究还应注重对其内在的激励因素进行更加细致深入的研究。因为真正影响供方行为的并非笼统的支付方式，而是支付方式设计中所蕴含的各种经济激励因素所发挥的作用。而目前对支付方式中各种激励因素及激励机制的详细研究并不多见[120]。

定义激励因素（incentives）并不容易，因为 incentive 在英文中可以解释为"激励某人做某事的事物；刺激；诱因；动机"。纵观各类文献，确实不尽相同，有研究指出 incentive 是一种特定情况下的奖励[121]，而有些研究显示 incentive 就是动机本身[94]。根据 WHO 的定义，激励因素（incentive）是指供方在其特定的组织和制度环境中工作，并提供特定的服务后所获得的所有报酬和惩罚[40]。激励因素对个人而言最主要的作用是产生动机（motivation）[121]。工作的动机是影响个体及组织行为和绩效的关键因素，也是其是否继续从事工作的重要预测指标[122]。激励因素有很多特性，根据这些特性可以将激励因素进行分类：可以是正向的，也可以是反向的；可以是经济激励因素（financial incentives），也有非经济激励因素（non-financial incentives），如名誉、行为规范等；可以是有形的，也可以是无形的[79]。支付方式中所涉及的主要是经济激励因素，即供方发生特定的行为后经济收入的变化。

本研究沿用 WHO 对于 incentive 的定义，认为激励因素本身是一种经过一定设计的用于激励某人做某事的外界事物或制度安排，其功能是发送某种激励信号，而这种激励信号的结果是使个人产生某种动机，可能影响个人的行为，乃至组织的绩效。设置激励因素，是建立在外界因素会对个人及组织行为和绩效产生影响的理论基础之上的。

在经济学的假设前提下，个体和组织的行为总是以自身利益最大化为导向。因此，激励因素可以改变供方的行为。而支付方式作为一种有力的政策工具，其本质就是构建各种经济激励因素及其作用机制，发送符合设计者意图的经济激励信号，引导个体和组织的医疗服务行为。一旦代理方的行为符合委托方的要求，则予以报酬或奖励；反之，则无法获得报酬，甚至于要接受经济惩罚。从而促使服务提供方在追求自身利益的同时也符合服务购买方和患者的利益，并最终促进整个卫生体系的良性运行，推动整个卫生服务体系绩效的提高。

支付方式的设计实际就是其内在的各种激励因素及这些激励因素组合结构的设计。那么在设计激励因素时要考虑些什么？

　　基于以往的研究[121]，我们知道，医生会对那些被监测的或者能获得奖励的领域有所反应，且当激励因素足够大时，会使供方行为发生改变，提示我们在进行激励因素设计时不仅要考虑激励的范围，还要考虑激励的水平。在信息不对称的情况下，医生必然会选择博弈行为。由于难以监测其行为和绩效，比较好的做法是采取固定支付和根据结果支付相结合的办法。强化理论告诉我们绩效监测和评价的数量和内容会对激励效果产生影响，而且究竟采取怎样的强化方式，正强化（如当供方达成目标时额外给予奖励）、负强化（当供方达成目标时将原先扣留的经费交还供方）和惩罚（当供方未完成目标时处以罚金）都会使供方对激励因素的接受程度产生影响。此外，激励因素所涉及包含的服务范围和人员范围也会影响供方行为。对单项服务支付与对一批服务支付显然不同：在按项目付费的情况下，供方不愿意也难以调整投入；而当服务打包时，如按人头付费，供方可以自行调整投入，以提高效率。从这个意义上说，将服务打包进行支付，对供方来说增加了组织的责任。同样地，针对个体机构和针对多个相关供方的激励设计所产生的效果也有所不同。

　　还有学者指出[94]，激励因素设计的信息来源［如根据供方的信息（如薪酬制）、患者的信息（如按人头付费）或服务的信息（如按项目付费）］、支付的广度（即上段所述有多少服务或供方被包含进来）、支付的精度（即根据不同的情况支付标准不同，如最简单的按人头支付与经过年龄、性别、诊断调节风险后的按人头支付）和支付的水平（低或高）都会对供方产生不同的激励。

　　因此，激励因素的各种属性和特性会对激励效果产生影响，包括其形式（如按人头，还是按项目），奖励分配方式（如利润分配，还是服务量收益分配），目标计量方法和水平（如是服务量，还是质量目标），针对个体机构还是供方群体，强化机制（经济性的如收入），以及激励水平（如占收入的 10%）等，都直接或间接影响激励因素所发出信号的方向和强弱（如按项目付费是高能激励，薪酬制是低能激励），从而影响激励效果。

　　激励因素究竟怎样影响供方的行为？ Anderson 行为模型[123]为我们提供了一个分析解释的方法：决策者（供方）获得一个刺激（激励因素）后必须决定如何应对，而这一决定受到赋能因素（enabling factors）和诱导因素（predisposing factors）的影响（图 5-2）。

　　赋能因素决定的是供方有没有能力对刺激做出反应，比如组织内部的各类资源（如组织结构、文化、信息化管理）的优化、患者特性（社会经济属性、医疗保险情况）的配合使供方能对激励因素作出反应。而诱导因素则对供方是否愿意

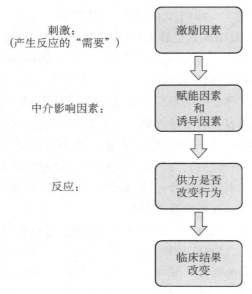

刺激：
（产生反应的"需要"）

中介影响因素：

反应：

图 5 - 2 **Anderson** 行为模型的应用：供方行
为的解释[124]

对激励因素作出反应而产生影响。例如，对医疗机构或医生个体而言，外部环境
中的其他激励因素（如名誉、行医诊疗规范、支付方式之中或之外的其他经济激
励）、市场结构（如竞争强弱）、规章制度及医生的个体特征（心理性的如职业道
德）等都会促使或抑制医生对激励因素作出反应。对这些因素的研究，并不在于
准确地鉴别哪些是赋能因素，哪些是诱导因素（因为有些因素可能既是赋能因素
也是诱导因素），而在于理解这些因素都会影响供方对激励因素的反应[125]。

2. 支付方式中的经济激励因素作用机制 在对经济激励因素及上述影响
因素研究的基础上，可以形成支付方式中的经济激励因素作用机制模型（图 5 -
3）。当支付方式中的一种经济激励因素作用于医疗机构或医生个体时，医生是
否会对激励因素作出反应，会作出怎样的反应，不仅取决于激励因素本身的属性
和特点（激励因素所产生的效力），还受到很多因素的综合影响（最终产生激励因
素的效果）。这些因素包括：组织内部特征（如医院的结构、管理模式、文化、信息
系统运用情况及领导者的领导力等）。例如，当对机构按人头支付，但机构内部
却对医生按项目支付时，那么很难达到控制成本的目标；医生的个体特征（如专
业性、心理特征等），在按绩效支付的情况下对收入期望较高的医生可能会比其
他人提供质量更高的服务；就外部环境（如其他激励因素、市场特征、制度特征、

患者特征)而言,有些医生对声誉的重视超过收入。此外,激励因素只能改变供方决策的结构和过程,即医疗行为和模式,而医疗行为的实际结果(单次医疗服务的质量、费用、效率)还受制于其他一些因素,特别是患者的因素。比如,医生的诊治可能非常规范合理,但是由于患者个体特性,其治疗结果仍不理想。而整个卫生系统的绩效则是上述所有因素综合之后的结果(图5-3)。因此,在设计、实施和评价支付制度实现系统目标时,不仅包括对经济激励因素及激励机制的设计,还要考虑各种支持配套系统(如诊疗规范、管理信息系统、质量监测评价系统等)的影响,从而构成整体的支付制度。

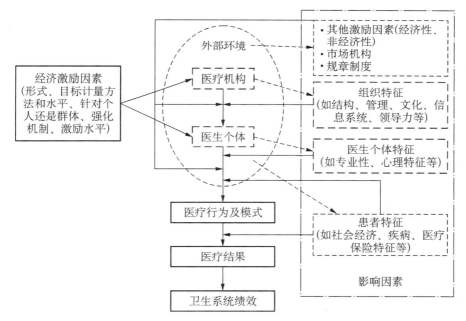

图5-3 支付方式中的经济激励因素的作用机制模型

激励因素可以从根本上改变供方的行为,但购买方仍然必须设定支付的价格和支付的具体方案,即如何将激励因素有机地组合,同时考虑各种背景因素和支持系统,以产生购买方所期望的激励效果。

二、支付方式的设计

现在回到宁夏农村基本医疗卫生服务的支付问题上来,下面具体阐述对村卫生室和乡镇卫生院提供的公共卫生服务及门诊服务的支付方式设计。

（一）目标及原则

支付方式的改革是购买总体策略的一部分，其改革的目标与购买总体策略的目标相一致，即通过经济激励机制的改变，影响供方行为，加强基层医疗卫生机构服务能力，以提升基本医疗卫生服务的效率，改善质量，增加公共卫生服务可及性，并控制费用的不合理上涨。

支付方式改革的几个具体目标包括以下几点。

（1）提高村医收入，调动专业人员积极性。

（2）提高村卫生室门诊服务的利用率，增强村级基本卫生服务可及性。

（3）促使供方通过加强预防保健、合理使用资源来增进服务技术效率。

（4）提高基层医疗卫生机构服务质量，如合理用药、提高公共卫生服务质量。

（5）加强乡村两级卫生服务的整合，实现合理的双向转诊，促进卫生服务体系的重构。

设计的两大原则，即购买方、提供方在事先约定下行动，并取得对策均衡的条件。

（1）参与约束。支付方式及水平的设计要使供方所获收益不能低于某个预定的收益额，等于或者高于供方可以从其他地方获得的报酬，对医生的支付，应当根据社会普遍认同的可以吸引个人从事专业工作的报酬水平。

（2）激励相容。供方以其效益最大化为原则进行各项活动，并保证购买方预期收益也能达到最大化，或者说以购买方最低的成本实现供方最高的报酬。

（二）方式选择

为了解决农村基层卫生服务效率低下及原先按项目付费价格偏低的问题，以按人头预付方式为主，给供方一个合理的人头费标准，并鼓励供方在此之下合理利用资源，节约成本，改善效率。在宁夏农村地区，受到地域等原因的限制，农民跨村跨乡接受服务的情况相对较少，且由于当地实际参合率达95％以上。因此，可以根据当地实际人口确定服务人头数，有效减少在一般情况下实施按人头支付容易产生的"逆向选择"问题，也为需方在自主就医模式下按人头预付操作带来了可行性。但是也由于此，减少了供方的竞争性及患者对供方的选择性，按人头预付的一项重要机制"钱跟着患者走"作用则比较有限。在这种情况下,为避免供方过分追求低成本而牺牲质量等负效应,如过多的转诊,则必须设定绩效目标,加强对质量的监控考核,并将之与经济利益挂钩,以促使供方对提升质量的关注。此外,在村卫生室基本医疗门诊服务供给和利用不足的情况下,通过门诊及出诊服务(家庭诊疗)的诊疗费按项目支付(每服务一次支付一次)方法,激励村卫生室提供基本医疗诊疗服务;同时也进一步减少可能由按人头支付引起的供方选择"健康"患者的"逆向选择"问题。更为重要的是要设计一套有效的激励机制,促使乡村两级都有高效协作的意愿,乡村都愿意提高村卫生室的能力,把村卫生室能治的患者留在村级,促进服务和体系的整合,从而提高整个体系的整体效率。

据此我们设计了以乡村为整体实施基于绩效的按人头预付为主的复合型支付管理方式:对村医实行基于绩效的按人头预付为主,多种支付方式协同的复合型支付方式,包括工资(每月 100 元)、按人头预付(公共卫生服务与基本医疗门诊服务打包)、按项目付费(诊疗费、出诊费)、按绩效支付;对乡镇卫生院实行基于绩效的按人头预付制,包括按人头预付(公共卫生服务与基本医疗门诊服务打包)和按绩效支付方式(人头费的 30%)。同时将对乡村的预算及乡村的支付捆绑在一起。

(三) 具体设计及支付过程

在第四章已对支付策略做了基本的介绍,接下来从供方的预算、决算和结余分配角度来阐述支付的具体设计及过程。

1. 明确支付范围 支付范围包括基层医疗卫生机构(包括村卫生室和乡镇卫生院)提供的基本医疗卫生服务。本文所涉及的支付方式改革针对所有公共卫生服务和基本医疗门诊服务(包括村卫生室的家庭诊疗),但不包括乡镇卫生院提供的住院服务。

2. 年度预算及预拨 年度预算及预拨是指购买方对供方的年度支付额的预算及预拨。预算主要是指按人头预付部分和工资部分扣除按绩效考核部分后(30%)预拨。

(1)基本医疗门诊服务人头费的确定:基本医疗卫生服务人头费的确定通常有几种办法(Box 5)。由于宁夏农村地区存在基层医疗卫生服务投入不足、信息可得性较差等问题,因此应考虑使用"按项目付费法"这一人头费测算法。

Box 5　基本医疗卫生服务人头费及支付总额确定的办法

基本医疗卫生服务人头费＝基本医疗卫生服务支付总额/人头数

1. 自下而上成本法　直接计算基本医疗卫生服务范围内所有服务投入要素的成本,通常用最近几年的实际支出或利用和费用数据估计得到。这一方法假设历史数量及结构数据反映了服务的真实成本,并可以沿用下去。

这种方法有两个不足,尤其是在贫困地区较难实施:一是由于数据信息的缺乏很难获得真实成本;二是目前基本医疗卫生服务投入往往不足,因此当前成本也就被低估。随着基本医疗卫生服务的发展,当前费用的估计也就不准确了。

2. 自上而下分配法　这种办法是指通过政策手段确定购买方投入基本医疗卫生服务预算占其购买总预算的比例,从而使得卫生资源向基层卫生机构和基本卫生服务流动。基本医疗卫生服务在很多国家和地区都存在投入不足的情况。因此,应在以往基础上扩大其在总投入中的占比,再分配到每个人头上。但这种方法也需要有一定的数据或经验支撑。

3. 上述两种方法结合　首先通过自下而上法计算基本医疗卫生服务的最小成本,再根据扩大的卫生投入"总盘子",以提高人均费用。

根据基本医疗卫生服务的发展预测或以第2种方法设定发展目标,由第1种方法引申,在美国健康维护组织(HMO)有一种被称为"按项目付费法"的测算人头费办法,即以某种服务的期望利用率及与供方协商的次均费用(而不是其真实成本)确定人头费。这样,可避免第1种方法带来的两大问题。

假设购买方(HMO组织)目标向1 000个注册成员提供350个住院床日服务,则平均每个成员0.350个住院床日。另外,购买方认为在一个竞争环境中合理的住院床日费用(含所有费用)应为938美元/床日。上述利用率和费用数据都不完全基于以往的历史数据,但与历史数据有一定的关系。

因此，每个成员的人头费 ＝ 每个成员的服务利用率目标×协定次均服务费用 ＝ 0.350×938 ＝ 328.3 美元。

资料来源：1. Langenbrunner JC, Cashin C, O'Dougherty S. Designing and Implementing Health Care Provider Payment Systems: How To Manuals. Washington, DC: World Bank, 2009;

2. Capitation, rate setting, and risk sharing. //Gapenski LC. Understanding Healthcare Financial Management, 5th ed. Health Administration Press, 2006.

基于服务利用和服务费用的历史数据及政策目标的权衡设定，并在门诊统筹基金预算约束下设置人头费，公式为：

基本医疗门诊服务人头费（元）＝ 协定门诊次均费用（元）×年人均门诊

次数预测（目标）×新农合报销比例（％）

（公式 5 - 1）

1）年人均门诊服务利用率（年人均门诊次数）：根据入户调查结果，预测海原县和盐池县农村居民年就诊人次在人均 1.8～2.4 次之间，其中约 20％在村卫生室（0.36～0.48 次），25％～30％在乡镇卫生院（0.45～0.72 次）。

2008 年，第 4 次卫生服务调查农村地区居民两周就诊率 14.5％，预测年人均就诊人次约为 3.77 次。其中 40.30％在村卫生室（1.52 次），23.82％在乡镇卫生院（0.90 次）。

表 5 - 5 显示了 1982～1994 年期间欧洲主要国家初级卫生保健服务的支付方式和年人均服务量，可以看到所有国家年人均就诊量都大于 3 次，按项目付费方式下服务量较大。

表 5 - 5　欧洲主要国家初级卫生保健服务基本情况

国　　家	支付方式	年人均就诊量	是否守门人	需方共付
间接供给（与供方签约）				
奥地利　按项目付费		5.1	否	20％人群支付 10％～20％

续　表

国　家	支付方式	年人均就诊量	是否守门人	需方共付
比利时	按项目付费	8.0	否	雇主完全自负
丹麦	按人头付费,按项目付费,薪酬制	4.4	是	无
法国	按项目付费,薪酬制	6.3	否	25％
德国	按项目付费	12.8	否	无
爱尔兰	高收入者按项目付费,低收入者按人头付费(根据年龄调整)	6.6	是	低收入者无
意大利	按人头付费(根据年龄调整)	11.0	是	无
卢森堡	按项目付费		否	5％
荷兰	高收入者按项目付费,低收入者按人头付费(根据年龄调整)	5.8	是	低收入者无
瑞士	按项目付费	11.0	否	10％
英国	按人头付费(根据年龄调整),按项目付费,工资	5.8	是	无
直接提供(雇佣)				
芬兰	薪酬制	3.3	是	0.17 美元
希腊	薪酬制	5.3	否	无
挪威	薪酬制、按项目付费		是	部分项目30％
葡萄牙	薪酬制	3.1	是	无
西班牙	薪酬制,按人头付费(根据年龄调整)	6.2	是	无
瑞典	薪酬制	3.0	否	6～9 美元

资料来源：① WHO. Regional Office for Europe (1996), European Health Care Reforms, p145, Copenhagen; ② Daniel M. Provider Payment Mechanisms in Health Care: Incentives, Outcomes, and Organizational Impact in Developing Countries. Major Applied Research 2, Working Paper 2. Bethesda, MD: Partnerships for Health Reform Project, Abt Associates Inc, 1998.

　　考虑到大部分村级门诊服务原先未被新农合覆盖,乡村两级门诊服务经调整后报销比例大幅上升(从 30％～35％上升到 65％),会有大量需求释放,或从住院服务或上层医疗机构转移而来。另外,村医收入提高,积极性增强,乡村一体化建设也会强化村卫生室服务能力,因此供给也会有所上升。供需推拉必定引起基层基本医疗门诊服务利用的增加。在上述国际国内数据基础上,根据经

验性判断,将年人均在乡村两级的门诊人次数设定为 3.0 次①。一般认为 70%
的门诊需求可以在村级得到解决,我们设计的目标也是让村民尽可能在村级得
到医治。但由于宁夏农村地区村级服务能力相对较弱,因此设计在上述人均门
诊次数乡村各占一半,即在乡村两级发生的人均 3.0 次门诊中有 1.5 次发生在
乡级,1.5 次发生在村级。

2)门诊次均费用:

A. 乡镇卫生院:2009 年,两县各乡镇卫生院新农合门诊次均费用大部分在
20~30 元之间(表 5-6)。由于乡镇卫生院实行按项目付费,存在医疗服务过度
提供的情况,医疗费用有一定的下降空间。

表 5-6 2009 年盐池县各乡镇卫生院新农合门诊次均费用及年人均门诊次数

医疗单位	门诊次均费用(元)	年人均门诊次数
大水坑卫生院	28.43	0.17
冯记沟卫生院	25.57	0.21
高沙窝卫生院	30.66	0.49
花马镇卫生院	25.02	0.15
惠安堡卫生院	28.11	0.52
麻黄山卫生院	24.21	0.27
青山卫生院	22.43	0.08
王乐井卫生院	28.17	0.18
合计	25.57	0.24

资料来源:盐池县 2009 年新农合报表

由于缺乏完备的数据信息,难以了解服务的实际内容并判别费用的合理性。
各乡镇卫生院的财务报表显示,大部分乡镇卫生院所有门诊服务的次均费用在
16~26 元之间,除个别乡镇次均变动成本较高外,大部分在 10~25 元之间
(表 5-7、5-8)。

————————

① 这里设定的服务利用率是一种预测值,或者说是一种标准,据此进行预算的设置和分配。改革实施之
初将年人均在乡村两级的门诊人次数设定为 3.0 次,之后在各年进行预算时则根据上一年实际情况及
购买方与供方的共同预测和协商的结果进行设定。

表5-7 **2008年盐池县各乡镇卫生院门诊次均费用及门诊次均变动成本**

医疗单位	门诊次均费用（元）	门诊次均变动成本（元）
大水坑卫生院	19.43	10.06
冯记沟卫生院	25.13	24.55
高沙窝卫生院	16.53	16.63
花马镇卫生院	26.35	25.99
惠安堡卫生院	17.07	14.09
麻黄山卫生院	33.24	29.24
青山卫生院	23.50	20.28
王乐井卫生院	25.19	22.59

资料来源:盐池县2008年乡镇卫生院财务报表

表5-8 **2008年海原县各乡镇卫生院门诊次均费用及门诊次均变动成本**

医疗单位	门诊次均费用（元）	门诊次均变动成本（元）
李旺乡卫生院	16.71	12.29
贾塘乡卫生院	25.91	18.73
高崖乡卫生院	29.07	21.11
七营镇卫生院	53.13	45.17
李俊乡卫生院	28.62	24.41
海城乡卫生院	23.78	23.65
曹洼乡卫生院	14.76	12.84
红羊乡卫生院	22.62	19.47
西安乡卫生院	27.27	31.37
树台乡卫生院	23.16	20.78
九彩乡卫生院	28.81	22.92
双河乡卫生院	16.77	16.11
史店乡卫生院	26.45	24.75
关桥乡卫生院	31.28	28.95
罗山乡卫生院	22.33	21.81
关庄乡卫生院	21.67	26.74
杨明乡卫生院	17.52	15.74
郑旗乡卫生院	33.46	31.17
甘城乡卫生院	61.84	79.75
徐套乡卫生院	25.44	19.64
黑城镇卫生院	32.04	34.71

资料来源:海原县2008年乡镇卫生院财务报表

综合费用、成本、历史数据，各乡镇卫生院的规模、人员情况及所在乡镇的社会经济情况等信息，将乡镇卫生院分为3档，经与供方协定，最终确定拟支付的门诊次均费用[①]如表5-9所示。

表5-9　海原县、盐池县协定门诊次均费用分档及各档乡镇卫生院数量

协定门诊次均费用(元)	海原县	盐池县
18	8	3
21	8	4
24	3	1

B. 村卫生室：由于2009年以前海原县和盐池县都未将村卫生室服务纳入新农合报销，因而村卫生室服务利用及费用等数据信息极度匮乏。

经处方调查，村卫生室单张处方(次均门诊费用)在10元左右(表5-10)。由于实行"药品三统一"政策，村卫生室处方费用接近成本，为激励供方进一步合理利用资源同时提高供方积极性，次均门诊费用应适当高于成本，以使村医提供合理服务后有结余产生。经与供方协定，村卫生室次均门诊费用确定为13元。

表5-10　海原县、盐池县村卫生室处方项目及费用(元)

处方项目	海原县	盐池县
药品	8.81±18.71	8.63±12.45
诊疗	0.20±0.86	1.53±9.19
输液	0.25±2.05	3.93±3.66
注射	0.12±0.64	5.59±9.60
其他	0.07±0.56	0.32±1.59
合计	9.45±12.81	10.81±20.58

资料来源：2009年2月村卫生室处方调查；说明：表格中数据格式为"(均数±标准差)"

---

① 次均费用的设定需要考虑挤压历史费用中不合理的部分，并留有一定空间以促使供方通过调整行为合理行医能获取价差。需要注意的是，在今后各年设定标准时不能因为供方上一年实际次均费用低于年初设定的标准就降低标准。这样，会削弱供方控制费用、提高效率的动力，而应当在上一年标准的基础上根据物价上涨、技术发展等因素予以一定的增长率。

综上,可确定村卫生室基本医疗门诊服务人头费$=13×1.5×65\%=12.68$元;乡镇卫生院基本医疗门诊服务人头费$=(18\sim24)×1.5×50\%=13.5\sim18$元;乡村两级基本医疗门诊服务人头费$=26.18\sim30.68$元。

（2）公共卫生服务人头费的确定:乡村两级之间公共卫生服务人头费共15元,以乡镇卫生院8元,村卫生室7元,在乡村两级之间分配(在乡村服务定位基础上,依据宁夏回族自治区发改委测算结果,参考《宁夏回族自治区基层医疗卫生机构基本公共卫生服务绩效考核与财政补助暂行办法》)

（3）村医工资:每月每个村医工资设定为100元(政府补贴)。

（4）分别计算乡镇卫生院和村卫生室年初预算:

1）乡镇卫生院年初预算(元)＝公共卫生服务人头费(元)×乡镇户籍人数＋基本医疗门诊服务人头费(元)×乡镇新农合参合人数

2）村卫生室年初预算(元)＝村医工资＋公共卫生服务人头费(元)×村户籍人数＋基本医疗门诊服务人头费(元)×村新农合参合人数

以某乡户籍人口10 000人,参合率95\%,乡镇卫生院协定次均费用为24元;下辖某村户籍人口1 000人,参合率95\%,村卫生室有村医1名为例,则:

$$乡镇卫生院年初预算 = 8×10\,000＋18×9\,500 = 251\,000 元$$
$$村卫生室年初预算 = 100×12＋7×1\,000＋12.68×950 = 20\,246 元$$

（5）乡镇卫生院和村卫生室年初预算的预拨:乡镇卫生院在年初获得其总预算的70\%,如上例则为$251\,000×70\% = 175\,700$元,其余30\%留存待年末绩效考核后支付。

村卫生室总预算的70\%(上例中,$20\,246×70\% = 14\,172$元)则首先下拨到乡镇卫生院,由乡镇卫生院管理拨付,其余30\%留存待年末绩效考核后支付。

乡村两级的总预算以乡为单位预拨到乡镇卫生院。

3. 预算调整　在按人头预付方式下,供方有减少服务的动力。此外,由于供方能力不足,可能存在无法达到目标服务量的情况。为避免这些问题的出现导致实际与预算发生较大出入的情况,各乡镇被预设了最低服务量的限制,规定如果乡镇卫生院及其下辖的村卫生室未达到最低服务量标准,则要对预算进行调整,必须退还相应的预算,并在调整时将乡村两级进行捆绑。

如乡村两级提供的服务量总和低于人均2.5次,则认为与服务量目标相比服务不足,以不足的服务量乡村各占一半对乡村总预算进行扣减。

上例中,假设年人均乡村两级门诊人次数为 2.0 次,则乡村总预算的扣减额 $=(3.0-2.0)\times 0.5\times(13\times 65\%+24\times 50\%)\times 10\,000=10\,280$ 元。

4. 决算及结余分配

(1) 按绩效考核支付:年末对乡镇卫生院和村卫生室进行分级考核,即县内所有乡镇卫生院一起考核,某乡内所有村卫生室一起考核,分别与上述乡镇卫生院/村卫生室留存的 30% 金额的支付挂钩。

1) 考核内容:优先关注质量和效率,主要涉及公共卫生和基本医疗服务中优先重点领域的结果或与结果密切相关的服务和管理过程(Box 6),优先考量那些对人群健康有直接影响的指标,并在评估中占有较大比重。第 1 阶段的具体考核指标见附录 1,在项目实施过程中根据基本医疗卫生工作重点、指标的执行情况、信息系统的建设情况等不断调整考核指标及权重(见附录 2)。

Box 6　乡镇卫生院及村卫生室绩效考核内容设计

乡镇卫生院绩效考核内容

1. 计划免疫覆盖。

2. 结核病发现、转诊、管理(包括乡、村两级)。

3. 产前检查:如在孕期前 12 周开始产前检查的孕产妇数/总产数。

4. 高血压管理率(包括乡、村两级)。

5. 门诊服务次数的构成:乡民人均就诊次数中,乡村两级提供的服务次数占总服务次数的比例(包括县及县以上医院)。

6. 脑卒中(中风)发病率的变化(全乡镇,包括在县医院就诊的脑卒中患者)。

7. 可避免的住院的变化:哮喘、高血压、缺铁性贫血、溃疡、急性呼吸道感染、儿童腹泻。

8. 诊疗规范性(乡、村两级)。

9. 合理用药(抗生素、激素、静脉注射)。

10. 村医的绩效。

11. 村卫生室提供的门诊服务量不低于乡村两级门诊服务总量的50%。

12. 乡镇卫生院、村卫生室实际次均门诊费用不超过协定费用。

13. 患者满意度。

村卫生室绩效考核内容

1. 结核病发现、转诊和管理。

2. 高血压：转诊、管理、血压控制。

3. 计划免疫和疫苗接种。

4. 产前检查和产后访视。

5. 静脉注射使用不超过总诊次的15%。

6. 处方记录保存情况。

7. 30种常见病诊疗规范性。

8. 合理用药（抗生素、激素、静脉注射）。

9. 出诊服务对象为老人、失能和偏远患者。

10. 村卫生室人均就诊次数不低于乡村两级人均就诊次数的50%。

11. 次均费用控制在协定费用以内。

12. 患者满意度。

2) 考核主体：乡镇卫生院负责对村卫生室的绩效考核；乡镇卫生院的绩效考核主体为购买方和利益相关者（即县卫生局、新农合办公室、财政局、医疗顾问及患者）。

3) 考核方式：设定绩效指标标准，以供方绩效达标情况予以考核评价。以信息系统记录、工作报表及诊疗记录等为考核信息来源，以信息系统日常监测和年终报告、工作报表汇总评价、医疗顾问审核诊疗记录为手段，考核评价供方的绩效，对每个供方予以综合绩效评分（见附录）。

4) 分配方式：采取绩效竞赛（performance tournaments）的办法分配考核金额（Box 7）。

Box 7 "绩效竞赛"(TOURNAMENTS)分配法

这种将绩效(质量)与对供方的支付挂钩的办法与一种对管理层薪资分配的方式相类似。即一组代理人竞争固定的奖金,奖金额在事先明确,代理方通过努力增加获取更高奖金的可能性。就和体育竞赛一样,能否获得更高的奖金不在于绩效的绝对水平,而在于与其他代理人相比的相对绩效水平。

资料来源:① Conrad DA, Christianson JB. Penetrating the "black box": financial incentives for enhancing the quality of physician services. Med Care Res Rev, 2004, 61(3 Suppl): 37S-68S. ② Prendergast C R. The provision of incentives in firms. Journal of Economic Literature, 1999, 37:7-63.

将供方的综合绩效得分(供方的绝对绩效水平)与同级别所有供方的综合绩效得分的平均值进行比较,等于平均分则获得全部的绩效考核金(该机构总预算的30%);低于平均分则无法获得全部的绩效考核金,扣除原本计划偿付额的一部分(扣除金额比例为该机构综合绩效成绩与平均成绩的比),扣的部分用来奖励医疗服务质量好的服务提供者;高于平均分则首先获得给该机构预留的全部绩效考核金,并获得额外奖励(来自上述低于平均分的供方的扣除金额,根据得分高低确定收入高低)。

(2)不合理费用的扣减:由于需方对基本医疗门诊服务支付仍以按项目支付的方式,即需方接受门诊服务时按一定比例共付(乡级50%,村级35%)实际门诊费用。在新农合支付的人头费固定不变的情况下,可能出现供方提高实际门诊费用,以向需方多收取共付费用情况。因此,设计如下机制:当乡镇卫生院实际次均费用超过协定标准时,在年终决算时要扣减向需方多收的部分。

在上例中,假设乡镇卫生院全年次均费用为30元,全年实际诊疗次数为13 000次,则应从该乡镇卫生院扣减从患者超收部分=实际次均费用超标部分(元)×需方共付比例(%)×实际就诊次数=(30-24)×50%×13 000=39 000元。

假设村卫生室次均费用为15元,全年实际诊疗次数为1 400次,则应从该村卫生室扣减超收部分=(15-13)×65%×1 400=1 820元。

(3)按项目支付村卫生室基本医疗门诊服务诊疗费:村卫生室实际门诊每

提供 1 例门诊服务,可获得 2 元(新农合基金与患者分别支付 1 元),每提供 1 例家庭诊疗服务(出诊服务),可获得 4 元(新农合基金与患者分别支付 2 元)。

在上例中,村卫生室全年实际诊疗次数为 1 400 次,假设其中 1 200 例为普通门诊服务,200 例为出诊服务,则新农合按项目年末支付给村卫生室 1 200 × 1 + 200 × 2 = 1 600 元计入决算额,村卫生室全年向患者收取 1 600 元。

(4) 决算:乡镇卫生院决算额=乡镇卫生院预算额×70%(即预拨额)+按绩效支付额-不合理费用

村卫生室决算额=村卫生室预算额×70%(即预拨额)+按绩效支付额-不合理费用+按项目支付门诊诊疗费

(5) 结余分配:一般以乡为单位的预算存在着 3 种结余情况:

1) 乡镇卫生院或村卫生室实际次均门诊费用低于协定次均门诊费用。例如,村卫生室实际次均门诊费用为 10 元,则次均门诊结余 = 13 × 65% + 10 × 35% - 10 = 1.95 元。

2) 人均就诊次数在合理范围内(2.5~3.0 次)。例如,人均村卫生室、乡镇卫生院就诊次数分别为 1.3 次,总就诊次数为 2.6 次,由于以 3 次做预算,则结余为 0.4 次的预算额。

3) 乡村两级人均就诊次数中,在村卫生室就诊的占比超过一半。例如,人均村卫生室就诊 1.7 次,人均乡镇卫生院就诊 1.3 次,由于以乡村分别 1.5 次做预算,而乡级协定门诊次均费用高于村级,所以人均结余 = (24 × 50% - 13 × 65%) × 0.2 = 0.71 元。

根据设计,允许结余合并后在乡村两级分配,可按照乡镇卫生院与村卫生室事先协商签订的协议进行二次分配,也就意味着乡村两级经济利益的捆绑。

(四) 可行性分析

以下将运用 PETS 分析的理念(Box 8)对上述支付策略进行可行性分析。

Box 8　PETS 分析法

政治、经济、技术及社会文化的可行性是论证一项政策方案的主要判断尺度,又被称为政治、经济、技术和社会分析(political, economical, technical and social feasibility, PETS)。政治可行性被列于首要位置,是决定一个政策方案是否可行的权威标准。主要涉及两方面:其一,政策需要与国家性质、政治制度、政治思想和发展方向保持一致;其二,政策的顺利实施,要获得社会和利益集团的拥护和接受。即政策方案应尽可能兼顾国家与人民群众的利益。经济可行性主要是指方案实施所需资源能否在现实中获得满足,方案的投入产出比如何等。技术可行性主要是指政策在技术上能否达到预期目标,是否具备实施的技术手段,依据现有技术能在多大程度上实现政策目标等。社会可行性主要是指社会各方对特定公共政策方案的认同、接受和支持程度。政治、经济、技术和社会这4个领域既相互联系,又各自独立。从这4个方面来分析可以论证某一方案是否具备现实的条件和能力加以实施。以下用此方法,围绕这几方面论证本研究设计调整方案的可行性。

资料来源:郝模.卫生政策学[M].北京:人民卫生出版社,2005.

1. 与当前医改重点相吻合　当前医改工作的重点是"保基本、强基层、建机制"。所谓保基本,是指保证居民的基本医疗保障、基本医疗与公共卫生服务两个方面;强基层,就是要把工作的重心下移,把更多的财力、物力投向基层,把更多的人才、技术引向基层,切实增强基层的服务能力;建机制,是指把基本医疗卫生制度作为公共产品向全民提供的核心是保障供给机制,关键在于形成提高效率的长效机制,其中重要的一项是完善基层医疗卫生机构补偿机制。尤其是在基层机构实施基本药物制度改革,实施药品零差率的情况下,会出现较大的收支缺口,应纳入政府对基层医疗卫生机构的投入中统筹解决,并探索采取医保购买服务等方式进行补充。上述支付方式改革设计定位于利用政府财政资金和新农合医保资金,在采取购买服务的方式下,探索具体可行的对供方的投入机制,支付方式所关注和针对的是农村基层医疗卫生机构所提供的基本医疗与公共卫生服务,目的在于保障机构正常运行、调动医务人员积极性和提高效率,且改革自2010年起步实施,正处于推进医改的关键时期。因此,与国家和地方医改的方向、重点及时间完全吻合。

2. 满足参与约束均衡条件　支付方式所针对的主要利益相关者是供方,支付方式的改革要获得顺利实施,须获得供方的拥护和接受,也就是说购买方(委托人)须选择满足提供方(代理人)的参与约束和激励相容条件的激励约定以最大化自己的期望效用,实现博弈的均衡。参与约束是保证供方愿意接受支付方式改变的最低标准。我们设定乡镇卫生院参与约束的条件是收支平衡。根据财务报表,2009 年一个覆盖 10 000 人的乡镇卫生院的公共卫生收入约为 4 万元,门诊收入在 20 万元左右。根据设计,乡镇卫生院收入来源如图 5-4 所示。一个覆盖 10 000 人(假设参合率为 95%)的乡镇卫生院基本医疗卫生服务收入约为 $8 \times 10 000 + 24 \times 1.5 \times 9 500 = 442 000$ 元,其中门诊收入约 34 万元。此外,乡镇卫生院还可以分享村卫生室的结余,在此方案下基本医疗卫生服务收入大幅增加。而 2009 年海原县和盐池县乡镇卫生院公共卫生服务人头费仅为 4 元,次均门诊服务变动成本分别为 22.48 元和 20.43 元,经测算各乡镇卫生院可以达到公共卫生人均服务成本小于 8 元,基本医疗门诊服务次均成本小于限额,即供方在提供基本医疗卫生服务时收入大于支出。

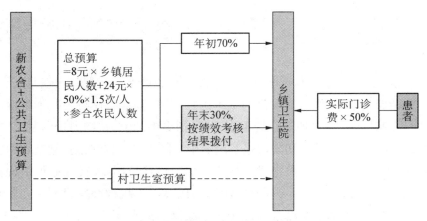

图 5-4 乡镇卫生院收入来源

设定村卫生室参与约束条件是与外出打工者净收入相当。在此支付制度设计下,一个服务 1 000 人(假设参合率为 95%)的村医的总收入(包括工资、公共卫生和基本医疗人头费结余、门诊/出诊诊疗费)在 11 000~13 000 元,扣除燃料、水电、通讯等成本后(约为 2 000 元)在 9 000~11 000 元之间,与当地居民外出务工收入(8 000~10 000 元)相当。村医收入来源如图 5-5 所示。

因此,在支付方式改革的情况下,供方的净收入不会低于以往,在供方注重节约成本、提高效率的情况下,甚至大大高于过去。

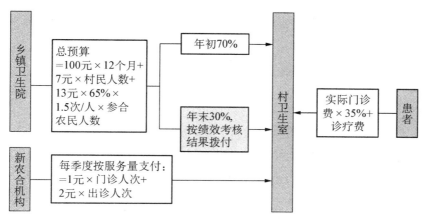

图 5 - 5　村卫生室收入来源

3. 符合新农合基金约束　2010 年,新农合基金人均 140 元划分为门诊基金 60 元,住院基金 80 元。门诊基金包括乡村两级门诊人头费及县级及以上医疗机构门诊费报销。

2009 年,盐池县乡村两级新农合人均门诊报销额不到 7 元。2010 年,在新政策下,将达 32~33 元[24×50％×1.5＋13×65％×1.5＋1.5×1(村级诊疗费)]。

2009 年,盐池县县级及以上医疗机构门诊未纳入新农合报销范畴,根据入户调查,县级及以上医疗机构人均门诊次数在 0.9 次左右;2010 年起纳入,因此这些机构有可能将一些住院服务转向门诊服务。假定 2010 年县级及以上人均门诊次数为 1.5 次,则人均花费为 22.5 元(设定次均门诊限额为 50 元,报销比 30％);假定 2010 年县级及以上人均门诊次数为 2.0 次,则人均花费为 30 元。各级医疗机构人均门诊次数与新农合人均门诊报销额的关系如表 5 - 11 所示。

表 5 - 11　各级医疗机构不同人均门诊次数情况下新农合人均门诊报销额

项　目	村　级	乡　级	县　级	新农合人均门诊报销额(元)
情境 1	1.5	1.5	2.0	62~63
情境 2	1.5	1.5	1.5	54~55
情境 3	1.0	1.0	2.0	51~52
情境 4	1.0	1.0	1.5	43~44

当乡村两级人均门诊次数分别达到1.5次,县级达到2.0次,可能超过门诊基金额上限。在此情况下,解决方案之一是对县级及以上机构门诊服务新农合支付额设置总额上线。

但考虑到2009年盐池县人均门诊次数较低(据入户调查约为人均2.4次),新农合人均门诊次数则更低(见表5-6,乡镇卫生院人均0.25次左右,无村卫生室数据)。因此,一部分乡级和村级机构可能无法达到人均1.5次,县级机构也未必能达到人均2.0次。因此,超过门诊基金上限概率较低。

而在海原县,2009年新农合人均门诊报销额为10.65元(包括县、乡、村),县医院新农合门诊次均支付限额为10元左右(次均门诊限额为34元,报销比例为30%),且2009年人均门诊次数、县级及县级以上机构人均门诊次数低于盐池县(据入户调查),所以超支风险较小。

据以上分析可认为所设计的支付方式及水平总体上可在目前基金约束范围内运行,说明了方案的经济可行性。

4. 建立在先前改革试点基础之上 在支付制度改革之前,宁夏农村地区在基本医疗保障制度、医疗卫生服务体系建设、药品供应保障等方面已进行了很多有益的探索和尝试,为支付制度的改革创造了有利条件。

一是在农村地区大力发展新型农村合作医疗制度,覆盖全体居民的基本医疗保障制度基本建立,且全区各级财政持续加大公共卫生和基本医疗经费投入力度,为支付机制的实施奠定了基础。

二是2005年起自治区开始实施乡镇卫生院、村卫生室规范化建设工作,按照"一乡一院、一村一室、完善社区、办好县级"的要求,大力建设乡镇卫生院和村卫生室,并配备基本医疗设备。同时,落实乡镇卫生院全额工资制度,按照山区(宁夏南部)5 000元、川区(宁夏北部)3 000元的补助标准以提升村卫生室规范设置和建设标准,从而保证了农村医疗卫生服务网络的健全。

三是药品"三统一"政策的实行,在有效遏制药价虚高,减轻群众医药负担的同时,也切断了传统的供方与药品之间的利益纽带。在此基础上发展预付制,减轻或消除可能由支付方式切换带来的利益重新分配而引起的负面影响。

四是自治区自2007年出台《乡镇卫生院绩效考核与财政补助办法(试行)》《村卫生室绩效考核与财政补助办法(试行)》,已先期开展了按人头经费下拨购买农村基层卫生机构提供的公共卫生服务的试点。在大部分情况下,人们通常会重视医疗而忽视疾病预防和健康促进。但是一般情况下,政府管理人员的压力来源于要保证治疗性卫生服务的可及性,卫生筹资系统的重点也是为治疗付费,而不是为基于人群的疾病预防和健康促进提供资金补偿。此外,如果让个人来决定,人们一般会减少在预防上面的投资。这意味着,必须由政府提供资金实施基于人群的疾病预防和健康促进活动,并在很大程度上将专用于治疗和康复的个人服务筹资系统分割开来。

此外,2008 年,国家卫生部、英国国际发展部和世界卫生组织三方合作启动了中国卫生政策支持项目(HPSP),并将宁夏确定为开展"人人享有基本医疗卫生服务"实验研究省区。在宁夏其他农村地区所获取的试点经验也为支付方式的设计和实施提供了宝贵的经验、证据和借鉴。如试点通过支付 1 元诊疗费鼓励村医提供基本医疗具有可行性且被证明取得效果;试点使用直接的管制措施控制静脉注射的使用,不允许村医进行静脉注射,而单纯依靠管制手段可能不利于服务效率、质量的提高。

三、支付方式改革的预期效应

支付方式改革通过改变经济激励因素及激励机制,引起供方行为及服务模式的改变,随之带来服务结果的改变。下面分别讨论支付方式改革后村卫生室和乡镇卫生院可能的行为及服务结果的变化。

(一) 村卫生室

1. 公共卫生服务

(1) 激励因素:公共卫生人头经费 70%预付,剩余 30%部分根据事先制定的绩效指标经考核后支付,结余可部分留用。

(2) 供方反应/行为改变:减少资源和成本的消耗,改变投入组合,尽力实现测量考核(即施以激励)的绩效指标的改善。

(3) 服务结果/对绩效的影响:①正面:测量指标及相关服务过程及结果改善,伴随资源尽可能少的投入,即有关服务的可及性增强,质量提升,成本-效果(效率)提高。②负面:未被测量的指标及相关服务可能被忽视,可能引起供方对相关绩效指标的不实报告。

2. 基本医疗服务

(1) 激励因素:诊疗费按服务次数支付,次均费用超支作为不合理费用扣减,基本医疗人头费 70%预付,剩余 30%部分根据事先制定的绩效指标经考核后支付,结余可部分留用。

（2）供方反应/行为改变:增加门诊/出诊服务量;减少对每个患者的资源及成本消耗,改变投入组合;控制次均费用;将重症者向上转诊;尽力实现合理用药、规范诊疗等测量考核的绩效指标的改善。

（3）服务结果/对绩效的影响:①正面:基本医疗门诊服务可及性增强,测量指标及相关服务过程及结果改善,质量提升,伴随资源尽可能少的投入,服务效率提高,合理转诊,同时加强了费用的控制。②负面:每次诊疗可能服务不足;供方可能伪造服务记录;分解门诊(以迎合服务量和次均费用目标)。

3. 服务结构及重点

（1）激励因素:基本医疗服务收入在村卫生室总收入中占比加大;将公共卫生服务和基本医疗服务预算留存经费打包后考核;在村卫生室中开展绩效评比,以其相比于同级别其他供方的相对绩效决定其获得考核支付额的权重。

（2）供方反应/行为改变:村卫生室开始重视基本医疗门诊服务的开展(有观点认为,不开展或无能力开展基本医疗服务的村医或卫生室难以取得村民的信任,影响到其开展公共卫生服务的效果);加强对公共卫生服务和基本医疗服务的整合,选择所有服务中成本低效果好的服务优先重点开展;村卫生室尽力提高自身绩效的同时,关注其他供方的绩效情况。

（3）服务结果/对绩效的影响:①正面:村卫生室服务范围得以拓展,从一个侧面加强基本医疗卫生服务的可及性;注重预防保健服务,资源合理利用,效率提升;对供方引入竞争机制,可提高质量。②负面:绩效考核指标如设计不合理可能扭曲供方对两种服务的投入,并造成供方不合理的竞争,从而抑止效率的提升。

（二）乡镇卫生院

1. 公共卫生服务与基本医疗服务　对乡镇卫生院的激励因素也是按人头经费预付,剩余部分根据事先制定的绩效指标经考核后支付,公共卫生与基本医疗经费打包后考核,采用"绩效竞赛"办法,结余可以留用。因此,供方行为及可能的服务结果和影响与村卫生室情况基本相同。

由于乡镇卫生院还提供住院服务,且住院服务按项目支付,还可能使供方将门诊服务转为住院服务。但由于购买方在对住院服务支付时设置了总额上限,因此该效应较为有限。

2. 乡村一体化

（1）激励因素：以乡为单位进行预算拨付和管理，以乡村服务量各占一半进行预算，由乡镇卫生院实施对村卫生室业务的指导、监督和考核及收入的管理，乡镇卫生院可参与村卫生室结余的分配，对乡镇卫生院的绩效考核中包括村卫生室的绩效，考核结果与乡镇卫生院绩效收入挂钩。

（2）供方反应/行为改变：乡镇卫生院与村卫生室联系紧密，合作加强，乡镇卫生院会增进对村卫生室的业务指导；在村卫生室服务能力不足的情况下，可能派卫生人员开展业务；有动力向村卫生室转诊患者（以乡为单位，乡村服务量各占一半做预算，意味着更多服务发生在村级则可以产生更多结余）；可能与村卫生室合谋谎报、虚报村卫生室的绩效考评结果。

（3）服务结果/对绩效的影响：①正面：村卫生室服务能力增强，村级卫生服务质量改善；乡村两级服务整合，连续性加强，乡村两级服务的整体效率提升。②负面：倘若乡村两级出于利益目的合谋，提供不实信息，可能损害服务质量和资源配置的效率。

四、配套措施的设计

支付方式及其激励因素在影响供方行为时会受到很多其他因素的影响，也意味着在改革支付方式的同时，要配套发展相关支持和保障措施，以使供方"有能力"、"倾向于"对激励因素做出反应。以下列举几项重要的配套措施。

1. 建立管理信息系统　支付方式及标准的建立及之后的调整都离不开信息的支持。而在支付方式实施过程中，无论是对供方服务行为和结果的监测评价，还是供方内部管理也都离不开对真实信息的收集和使用。过去我们常常通过人工方式来收集整理信息的工作，成本高、效率低。而随着支付方式不断的精细化，对信息的要求越来越高，如果仍然沿用过去以人力为主的信息收集和处理办法，信息的及时性、真实性、可靠性、全面性则无法保证，并可能带来很高的交易成本，会影响支付制度转变的进程，延缓组织响应外部变化及进行内部变革的速度，甚至威胁整个支付方式改革的可持续性。因此，在海原县和盐池县建立起管理信息系统，全面收集供方的服务过程和结果信息，以供购买者决定对供方的支付和管理者实施现代化管理及调整整体购买策略之用，并最终实现整个系统绩效的提升。

2. 制定诊疗规范及制度　政府或购买者依据村卫生室和乡镇卫生院的定

位及能力,制定主要疾病的诊疗规范,主要出于两个目的:一是规范基层卫生机构的诊疗过程,提高服务质量,达到此目的要以相应的教育培训及监测考核系统相配合;二是现行人头费的确定主要依据估算和协定,而不是依据真实的成本信息,建立并实施诊疗规范,再据此测算服务成本,从而建立科学的支付标准,可以更加合理地配置资源。在海原县和盐池县第1阶段将对村卫生室开展的30种疾病的诊疗制定规范。此外,还通过订立相关的规章制度,规范供方行为,确保所支付服务的质量,并控制费用,更好地推动支付方式的实施,如规定在村级输液比例不得超过15%,保留"药品三统一"政策等。

3. **建立监测评价系统** 由于运用了按人头付费、按项目付费等支付方式,可能对服务质量和绩效有一定影响。因此,必须加强对质量的保障,关键在于建立和发展一套由各利益相关者(包括患者)参与的以绩效为基础的监测评价系统。绩效监测和评价系统的设计,旨在监测评价供方的行为对整个系统绩效的影响,包括服务效率、产出结果、健康改进等方面,需落实在可以测量的指标上,这些指标还应符合特异性、敏感性、可得性、可信性等要求(见附件1和附件2)。通过信息的收集系统(如管理信息系统)和验证系统(如医疗顾问的检查),获得对供方绩效评价的最终结果。而监测和评价的结果应与对供方的支付相挂钩,或向公众报告,才能对供方行为产生持续影响。

4. **加强供方内部管理** 要使支付方式及整个购买策略发挥效用,很重要的就是供方有能力响应机制的改变。支付方式的重设给予了供方节约成本、提高效率以获取更多结余的空间。那么,对供方而言,如何节约成本、提高效率就成为其面临的重要管理问题:乡镇卫生院对内部员工的激励方式,对村卫生室的管理模式,对投入要素的重新组合等,这就要求供方不仅关注医疗临床职能,也要像"企业家"一样,运用各类现代管理方法加强组织内部管理。作为政府或购买方,一应加大对供方管理能力的培训力度,二要扩大供方的自主权,三可帮助供方建立相应的管理工具,如内部管理信息系统。

五、讨论与小结

(1)支付制度作为战略性购买核心策略之一,对改善供方绩效起着决定性作用。然而不同的支付方式由于其支付的时间、单位、依据、内容,所产生的激励机制不同,会对供方产生不同的激励作用,改变供方的行为方向和行医模式,进而影响医疗服务的数量、质量、效率及费用等,以至影响整个系统的绩效。没有一种支付方式是完美的,为实现卫生系统不同目标的均衡,需要采用复合型的支付方式。根据国际上关于支付方式的理论和实践经验,支付方式的发展呈现出几个主要趋势:财务风险从购买方向供方转移,从单一方式向复合型方式发展,在传统方式中融入按绩效支付,从向单个机构支付转向基于人群的购买。在此基础上,本章具体设计了以按人头支付实现效率目标,按项目付费增强服务可及性,按绩效支付提高服务质量,以协同实现基本医疗卫生服务购买的多重目标,同时这些支付方式的变化可能衍生出"乡村一体化"、"竞争机制"等组织变革,进一步优化系统资源的配置。此外,在对策略可行性分析的基础上,指出要实现支付方式的导向作用,仍需加强相关配套措施的保障,包括建立管理信息系统、制定诊疗规范及制度、建立监测评价系统和加强供方内部管理等。

(2)关于筹资和服务整合的讨论。宁夏农村卫生系统所表现出的体系分割主要有两方面:一是筹资的分散;二是服务提供体系的分割。公共卫生和基本医疗筹资及使用的分割,一造成体系中至少有两个独立的管理和监测程序,势必存在重复工作,且会加大管理和信息成本,引起低效率;二使得供方面对多个购买主体,面对不同的激励机制,造成购买方对供方的调控力减弱;三公共卫生服务和基本医疗服务本身具有延续性,筹资的分割势必造成服务的割裂;四多个投入机制并存,还会加大实现公平和经济风险保护的难度。减少医疗资金流通过程中的条块分割和加强卫生服务提供过程中的融资可以实现效率的提高[19]。由于现实中公共卫生经费与新农合保费在筹资阶段尚难做到真正的整合,本研究试图通过县级项目办公室的成立,创建了一个虚拟统一的统筹基金,通过信息系统的建立加强公共卫生和新农合管理的合作及信息的共享,并在支付时将两笔资金汇集,与公共卫生服务和基本医疗服务的整体绩效而非割裂的绩效挂钩,即通过支付整合实现资金融合并转移的效果,可以提高效率。而且农村地区的公共卫生经费和新农合基金都以政府筹资为主,也为资源整合带来可行性;而随着资源的整合也预示着购买方的整合和合作,只有这样才能在购买过程中更好地平衡公共卫生与基本医疗卫生服务的提供。

农村卫生服务体系的整合,尤其是乡村两级之间加强合作,有利于合理规划和配置乡村卫生资源,规范服务行为,提高服务能力,促进新农合制度的巩固和完善,推动农村医疗卫生事业健康持续发展,满足广大农村居民的医疗卫生需求,这点已成为共识。根据目前的制度安排[126],为实现这一目标,就要求乡镇卫生院既当运动员(竞争业务),又当裁判员(监督评价乡村医生工作),还要当教练员(指导乡村医生工作),但倘若缺乏充分且恰当的激励机制,则易使"乡村一体化"流于形式,采取多年仍未能真正有效实施[127]。"乡村一体化"是一种组织结构的变革,传统的乡村一体化管理多采取行政管理手段直接作用于组织,但是在此情况下乡镇卫生院对村卫生室的管理作用有限,且缺乏动力。因此,考虑用另一只经济"手"的引导来推动组织的变革[128]。本书中设计的支付策略,一方面提高村卫生室预期收入,以提升村卫生室工作积极性,加强经济手段潜在的影响力度;另一方面,通过激励机制的设计,给予乡镇卫生院对村卫生室收入的考核分配权和结余留用权,强调卫生院对村卫生室绩效的连带责任,以调动乡镇卫生院的积极性,通过行政管理手段和经济手段并用,来落实乡镇卫生院对村卫生室的管理、卫生服务的下沉及效率的提升,为卫生服务体系及资源的整合提供了现实可行的对策。

(3)关于支付价格(水平)的讨论。合理地设定支付价格水平有利于增强对供方补偿的公平性,提升系统的可持续性,并激励供方提供更为合理、高质的服务。决定购买方对供方支付价格的因素主要有支付方式、服务的成本(包括用于成本测算的信息和方法)及购买方和供方的特点(包括制度环境、供方自主性、谈判力、竞争程度等)[70]。通常购买方对服务单位的支付水平要与其成本相联系,以免供方过多或过少地提供服务。因此,服务的成本及利用信息十分关键,也决定了测算成本的具体方法。在美国、澳大利亚等发达国家,通常运用信息密集型方法来测定服务成本。而在其他一些地方,尤其是中低收入国家,成本、服务量及患者特征信息的不足成为其支付方式发展的最大制约因素[92],此时,也会运用其他方法,如借用其他国家的数据信息或通过与供方协商来决定支付价格水平。本章在设计人头费等支付价格时,也是受到信息可得性、管理能力等因素的限制,无法获知人口及服务的真实信息。因此,更多依托于历史费用信息和协商方式。此外,按照我们目前的设计,所有居民的公共卫生和基本医疗人头费是一致的。这可能会带来患者选择的问题,即向健康人群提供服务,而通过转诊等方式转移重症患者。国际上通用的做法是根据人群年龄、性别等因素进行风险调整(risk adjustment),以期反映不同人群卫生服务需要的差异[88]。然而,目前国际上也有越来越多的专家开始质疑风险调节系数在解决患者选择问题方面的有效性[129]。为解决这些问题,理论模型[130]及德国、丹麦[131]等发达国家的经验告诉我们可以通过经常性的(如一年1次)协商机制和多种支付方式并用的方式(如德国在总额预付下按项目付费支付门诊服务,丹麦全科医生1/3收入来自人头费,2/3来自按项目收费)来消除或减少由于某一种支付方式的价格不合理或不准确所带来的不利影响。因此,本章中所设定的支付价格水平具有一定的实验性,将视实际运行情况进行调整。最后,无论是为了获知真实的成本,进行风险的调节,抑或是作为协商谈判的依据,都需要大量需方服务利用、供方服务行为、成本等信息。因此,需大力发展管理信息系统。

(4)关于支付方式局限性的讨论。支付方式运用得当可以有效地改善供方的行为和系统的绩效,然而有时候即使精巧设计,医疗卫生服务的支付方式仍有相当的局限性。

首先,支付方式是一把双刃剑:一种支付方式及其激励机制的实施会带来期望的结果,也可能伴随一些非预期的或者不期望发生的结果。除了常见的增加不必要的服务或减少必要的投入外,比如在按绩效支付情况下,供方只注重需要考核的指标,而未被测量的指标及相关服务可能被忽视;还可能引起供方的"博弈"行为,比如伪造或欺诈。如在我们所设计的人头费方案下,供方可能通过分解门诊来增加服务量,并减少次均费用,按绩效支付可能引起供方对相关绩效指标的不实报道,而将乡村两级经济利益捆绑,且实行乡镇对村卫生室的考核制度,乡镇卫生院就有动机虚报村卫生室的考评结果等。在此情况下,需要建立严密的服务过程和结果监控体系,对不端行为加强处罚。

其次,购买方所采取的支付方式改变,不仅影响到该购买方或该类服务的成本和利用,还可能引起对其他购买方或服务的成本转移(cost shifting),从而降低资源的总体配置效率。比如,在宁夏的案例中,倘若在乡镇卫生院中只有门诊服务进行按人头支付改革,而住院服务仍采用没有约束的按项目支付方式,那么,卫生院可能有动力减少门诊服务提供,将患者向住院服务转移,在不降低门诊服务收入的同时大幅增加住院服务收入。因此,应互补地设定不同服务的支付方式。比如,我们在改革门诊支付方式的同时,虽暂时无法同步改革住院服务的支付方式,但对住院服务设置了总额上限,这样就可以有效地减弱此种溢出效应。

再次,如我们之前所分析的,支付所产生的激励效果会受到很多因素的影响,其本身是一项十分复杂的工程。要实施好新的支付制度,无论购买方还是供方都需要掌握很多新的管理技能,也可能带来更多的工作(比如,监测和评价、谈判与沟通等)。这些都意味着交易成本的增加。有时候因为支付方式改变所增加的交易成本甚至无法弥补支付方式改变所带来的效率提升、服务成本降低等收益。在此情况下,管理信息系统的应用和培训的加强可以提高效率,降低交易成本,则显得十分必要。

最后,支付方式的改变所带来的是经济激励因素的重置,其效果可能在短期内就能看到。然而经济激励因素只是可以激发期望行为的众多机制中的一种，除此之外，还有很多非经济性的激励因素足以影响个体或组织的行为。对组织来说，有监测、社会化、终止契约的威胁等[89]；对个体而言，如声誉、规范、自主性、利他性等[132]。在很多情况下，这些因素对人们的影响甚至强于经济性因素，可能是更为根本性的[121]。基于此，我们认为支付方式并非是万能的，对支付方式的改革要与其他激励因素和管理规定相协同。例如，在实施新的支付方式同时，加强对医生执业道德的教育，加强诊疗规范的实施等；反之亦然，当一项新的管理规范实施时，也应配合经济激励机制的相应改变，才能取得更好的效果。

第六章

农村基本医疗卫生服务购买策略
的实施与监测评价

2010 年 4 月起,我们所设计的购买核心策略在宁夏回族自治区海原县和盐池县开始干预试点。第 1 阶段主要是福利包的调整和支付制度的改革。为了更好地跟踪试点工作的进展及其落实情况,追踪居民卫生服务利用和健康结果变化,反映体制及其相关运行机制的改革影响,必须进行有效的监测和评价。监测(monitoring)是指对资源的初始投入配置及后续变化情况的追踪,可及时地为项目的实施管理提供进展信息,对照与预期进度目标的差距。评价(evaluation)往往经历较长周期后,关注系统是否出现了预期改进。相较于基线状况,这些改进在多大程度上是归因于政策或项目的实施,以便进一步调整措施或修正目标。为科学地实施监测评价。在进行项目设计时,我们将购买策略进行有机分解,对不同群体采取不同的干预措施,并通过选择合适的对照,以期分离每一项干预措施的效果和影响。本章将分为两个部分:一是在项目实施 1 年内,对项目进展进行持续监测,其目的在于列举试点实施的基本情况,关注部分过程及短期结果指标,及时发现试点中存在的问题并予以修正,以引导并促进购买策略最终达到目标结果;二是在项目实施 1 年后,对试点效果进行科学评估,其目的在于检验试点政策的效应,评判改革是否达到预期结果,是否可以外推。监测和评价将依据以下世界银行提出的"结果链"逻辑框架展开(图 6 - 1)。

一、干预进展监测

项目实施之初,无论购买方、供方和需方都还处于接收信息、提升意识的阶段,一些实质性的行为及结果变化尚未完全显现。但这一阶段的变化不仅反映项目的执行情况,更对项目的进程及最终效果具有预测性。因此,需要严格监控和追踪此阶段的变化。对项目持续性监测的重点在于其投入是否到位、活动是

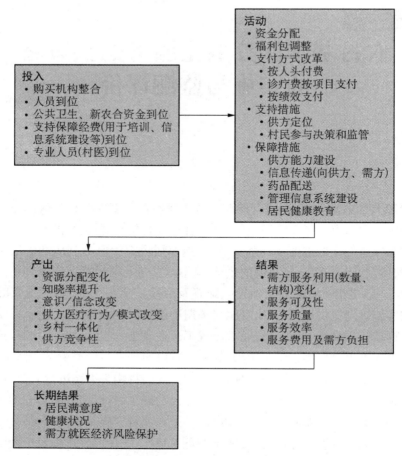

图 6-1　农村基本医疗卫生服务购买策略干预监测评价框架

否展开及项目实施后初步的产出和结果。根据定性访谈、二手数据和监测报表的收集分析等方式,在试点启动 1 年内观察到的结果如下。

(一) 投入

由于试点地区公共卫生服务由卫生局负责购买,医疗服务由新农合负责购买,缺乏统一的购买组织。因此,在试点县层面成立了专门的项目办公室,项目办由县卫生局局长牵头,卫生局分管公共卫生副局长、新农合办公室主任担任主要成员,以此加强购买方协作沟通,以达成购买资金和购买决策的整合。自治区卫生厅亦成立项目办,主要负责对两县项目办的指导和监督。

2010 年,盐池县、海原县公共卫生经费(人均 15 元)和新农合资金(人均 140 元)于项目启动前或初期筹措到位。试点项目通过其他渠道,筹集了用于信息系统建设、信息人员(每个乡镇 2 人,负责乡镇卫生院及下辖村卫生室卫生服务信息输入)配套、供方培训等方面的资金。

2010 年,海原县和盐池县分别有 19 所和 8 所乡镇卫生院,经过前期调研海原县和盐池县超过 90%具备或经过培训具备提供基本医疗服务的能力(表 6 - 1)。

表 6 - 1　2010 年初海原县、盐池县村医能力情况

项　目	海原县		盐池县	
	人数	构成比	人数	构成比
目前可以提供基本医疗服务	151	55.3	53	53.5
经培训可提供基本医疗服务	95	34.8	38	38.4
只能提供公共卫生服务	27	9.9	8	8.1
合计	273	100.0	99	100.0

资料来源:海原县、盐池县卫生局 2010 年所做乡村医生能力调查

(二) 活动

人均新农合资金按 60 元∶80 元分配到门诊统筹基金和住院统筹基金。新农合保障范围及保障水平向基本医疗门诊服务及基层医疗机构倾斜。公共卫生服务经费按 8 元∶7 元以人头费方式分配给乡镇卫生院和村卫生室。基本医疗门诊按村级 12.68 元(13 元×65%×1.5 人次)和乡级 13.5~18 元[(18~24)元×50%×1.5 人次]以人头费方式预算。根据方案设计,本研究起初试图通过在卫生部门成立项目办公室,创建虚拟的统筹基金,在支付时将两笔资金汇集,实现公共卫生和新农合筹资的整合。然而在项目实施过程中,宁夏的新农合筹资和管理职能被移交至人社部门,造成公共卫生和新农合无论在资金预算、拨付、管理等方面都存在较大差异,难以整合。因此,在操作过程中,两项经费实际上是经项目办公室协调,由卫生局的公共卫生管理部门和人社局的新农合管理办公室根据项目要求分别主导拨付和管理的。由于现实中整合筹资的购买策略并未能有效实施,所以本章接下去更加侧重于对基本医疗门诊部分购买策略的监测与评价。

乡镇卫生院在每个季度初都能获得乡村两级预算的 70%。乡镇卫生院在

获得村卫生室的预算后,对下辖卫生室的预算预拨管理主要有 3 种方式:一是根据项目设计,将村级预算的 70% 直接拨付给村卫生室;二是未将村级预算的 70% 预付给村卫生室,而是以预付(借)部分现金方式供村卫生室调配;三是未将村级预算的 70% 预付给村卫生室,而是卫生院向村卫生室预拨所需药品。许多乡镇卫生院不愿意将所有预拨款下发到村卫生室的主要原因是卫生院认为预付大量现金不易监管,村医认识不足,法律意识淡薄。一方面,村医可能把预拨资金花在其他方面,而真正购药品时却拿不出钱;另一方面,如果村医服务量不足需要扣款到时也不易收回。这与我们预付制的设计有所出入。在后两种方式下,意味着村卫生室未能接收到按人头预付所传递的所有信号,可能影响预付制的实际效果。在后两种方式下,也有不同的做法。有些乡镇卫生院将村卫生室的预算、应拨款明细等详细告知村医,让村医有明确的预期;或根据卫生室的不同情况采取不同预拨方式(如工作能力强、服务量大的卫生室预拨比例高);或在村卫生室完成阶段性工作后适当增加对村卫生室的预拨款额。无论采取何种方式,在基于现实的管理操作中,尽可能真实完整地还原预付制激励因素信号十分关键,但仍有部分乡镇对预付制认识不足,仍以按项目报销的方式支付村医,而仅预先提供部分现金或药品供卫生室周转。

剩余的 30% 预付款将在绩效考核后予以支付,绩效考核的指标经所有供方讨论后通过。村卫生室在实施门诊或出诊服务后从新农合基金及患者处分别获得 1 元或 2 元的诊疗费。

政府明确了乡村两级公共卫生服务的界定及职能划分,规定村卫生室配备 120 种常见药品,承担 30 种疾病的诊断及治疗,并制定了相应的诊疗规范。两个县县卫生局分别从县医院、县中医院、县妇幼保健所、疾控中心抽调内科、外科、儿科、妇科、五官科、药剂科及公共卫生专业人员对所有村医进行专业培训,讲解村卫生室门诊诊疗服务 30 种常见疾病的主要症状、体征、诊断、治疗、用药及转诊,120 种基本药品的药理知识和用药原则和九大类 33 项公共卫生均等化服务规范,还专门印制涵盖上述内容的《村级卫生服务指南》供村医课后学习。

两试点县还多次组织乡镇卫生院院长、村医,就购买政策(特别是支付制度)的具体变化向供方进行讲解,帮助供方理解读懂激励信号。通过"致居民的一封信"、海报标语、当地电视媒体、供方宣传等方式向需方传达购买政策变化(特别是福利包调整)的讯息。日常监测显示,村民对保障范围及水平变化的知晓率随着试点的开展不断提升,乡镇卫生院和村卫生室对支付政策的理解也不断加深。开始时很多乡镇卫生院都将乡村两级人均 3 次门诊量作为必须完成的"工作任务"。一些人认为目标设置不合理,难以实现;另一些人则想尽各种"办法"以期完成工作量。随着项目的推进,经多次解释及结算方法的介绍,卫生院逐渐明白人均 3 次的标准并非严格的工作任务,如不完成将受到惩罚的目标(target),而是一种基准(benchmark),用来制定人头费的指标,将会根据供方的实际服务情况进行相应的预算调整。

药品是卫生机构开展服务的基本保障。虽然政府为乡镇卫生院及村卫生室制定了药品目录,但是在项目开展初期,药品配送不到位的问题曾一度严重影响了基层医疗机构,特别是影响村卫生室各项服务的开展。2010 年 5 月监测显示,村卫生室应供应的 120 种药物中,实际到位率仅 40%～50%,最高的不到70%,且配送速度较慢,有些药物一直不能供应,导致某些常见病无法诊治。为此,县卫生局及新农合办公室又在自治区项目办的指导下从宁夏基层用药目录中遴选了 60 种药品,作为项目县村卫生室基本药物备选目录。村卫生室可以从中选择替代配送不上的药品,保证村卫生室药品实际到位种类达到 120 种。之后随着基本药物政策的逐渐铺开,药品供应保障的跟上,这一问题得到了缓解。

鉴于乡镇卫生院信息化建设薄弱,信息人员不足,项目办为每个乡镇雇佣了两个信息员收集录入乡镇卫生院和村卫生室的各项诊疗信息,建立电子病历记录,并从 2010 年下半年开始管理信息系统的建设,记录每次服务的患者、诊断、治疗项目及费用等全部信息。由于项目实施之初信息化建设的滞后与不足,为购买方及政府对供方实施监测和评估、购买决策的调整和细化等工作都带来了一定的难度。

(三) 初步产出及结果

1. 各方理解及意识增强,预期行为改变发生   在项目推进过程中,购买方及政府逐渐理解购买策略的调整,作为一种政策管理工具,提高了资源分配的透明度和公平性,明晰了基本医疗卫生服务的定位和边界。为此,政府加大支持力度,购买方的管理意识增强。在深度访谈中发现,供方和需方逐步理解政策的改变,意识到基本医疗卫生服务投入的增强,期望值有所改变,一些策略设计时预期的行为开始萌芽并显现。

患者逐渐知晓其在村卫生室就诊可以获得报销,且报销比例高于乡镇卫生院及更上层机构。一些在基层机构得到实惠的居民表现出了对政策调整的满意度,并向周围其他村民传递信息,村民到村卫生室就诊次数明显上升。

村医知道收入将有所提高,且结余将可归己,积极性增强。一些收入已经提高的村医表现了对政策的欢迎,村医出现控制成本的意识,很多村医觉得输液和开药自己所得到的收益是一样的,况且输液还承担风险,趋向于少输液或者不输液,将需要将输液的患者上转到乡镇卫生院。

乡镇卫生院意识到除负责机构内医疗卫生服务之外,还将承担起对村卫生室的管理职能,乡村利益相关联,在一些乡镇卫生院开始出现对村卫生室服务指导行为,如盐池县花马池镇卫生院每月组织下辖卫生室村医到卫生院见习轮转,并对见习结果进行考核,海原县贾塘乡卫生院专门组织村医进行病史写作培训等。

2. 基层医疗机构门诊利用大幅上升   项目启动后,无论供方还是需方都反映基层机构服务量/就诊量激增,数据显示基层医疗机构 2010 年 4～12 月新农合门诊量较 2009 年同期呈倍数增长(表 6 - 2),2010 年用于基层医疗机构门诊的新农合资金也大量增加,尤其是村卫生室门诊量和报销费用呈井喷式增长。由于 2009 年盐池县村级开展新农合报销十分局限,自 2010 年 4 月以来,随着新农合开始将所有村卫生室提供的门诊服务纳入报销范围,并提高报销比例,居民对村卫生室门诊服务的需求和利用明显增加,村级基本医疗服务的可及性增强。

表 6 - 2   2009、2010 年同期(4～12 月)海原县、盐池县乡村两级新农合门诊量及增长率

项 目	海原县			盐池县		
	2009 年	2010 年	增长率(%)	2009 年	2010 年	增长率(%)
乡级就诊次数	289 167	536 209	85	41 260	88 961	116
村级就诊次数	49 085	323 173	558	1 745	83 214	4 669
总计	338 252	859 382	154	43 005	172 175	300

资料来源:海原县、盐池县 2009 年、2010 年新农合报表

值得注意的是,虽然各乡镇服务利用率不断提升,但是可以看到,乡村两级的利用率总体较低,大部分乡镇尚无法达到在设定人头费时所预测的年人均就诊 2.5 次的最低目标,仅海原县的 4 家卫生院和下辖村卫生室达到此标准。这可能是因为调整后的福利包是自 2010 年 4 月开始实施,前 3 个月服务利用率尚未发生变化,而且福利包自调整起至利用发生改变需要一定时间和过程;另一方面,因为同样级别的医疗机构门诊报销水平仍然低于住院,抑制了门诊服务的利用。当然也提醒我们,计算人头费时高估了服务利用率标准,当所有或绝大部分供方无法达到所设定的绩效基准(benchmark)时,则要对该基准进行调整[43]。因此,2011 年在设定人头费标准时我们与当地购买方和供方商议,对利用率标准进行进一步的调整。

表 6-3 显示了 2010 年试点县新农合人均门诊报销额较 2009 年有了大幅提升,显示门诊服务,尤其是村卫生室的门诊服务,对新农合资金利用的增长。居民门诊实际补偿比也大幅度上升,海原县和盐池县分别从 2009 年的 30%和 34.13%上升到 2010 年的 48.28%和 51.87%(图 6-2)。2010 年初,划定门诊统筹基金为人均 60 元,则海原县和盐池县门诊基金使用率分别为 44.47%和 32.40%。值得关注的是,门诊报销额中,慢性病所占比例仍较低(表 6-3),这与我们调查得到的慢性病诊治需要不相符合。其主要原因是有两个:一是在试点

表 6-3 2009、2010 年海原县、盐池县新农合人均门诊报销费用及增长率

项　目	海原县			盐池县		
	2009 年 (元)	2010 年 (元)	增长率(%)	2009 年 (元)	2010 年 (元)	增长率(%)
普通门诊						
村级	1.39	8.42	505.76	0.23	8.45	3 573.91
乡级	8.06	16.00	98.51	6.62	10.00	51.06
县级	1.12	2.13	90.18	0.00	0.95	—
慢性病门诊						
乡级	0.00	0.00	—	—	0.00	—
县级	0.04	0.13	225.00	—	0.04	—
合计	10.61	26.68	151.46	6.85	19.44	183.80

资料来源:海原县、盐池县 2009 年、2010 年新农合报表

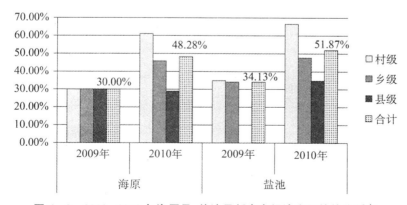

图 6-2 2009、2010 年海原县、盐池县新农合门诊实际补偿比(%)

资料来源:海原县、盐池县 2009 年、2010 年新农合报表

县慢性病卡的持有率仍较低;二是住院报销比例仍高于慢性病门诊报销比例,一部分有慢性病门诊服务需要的人转向住院治疗。

福利包的调整提升了基层门诊服务的报销范围和报销比例,有利于基层医疗机构门诊利用率的提高,政策实施的范围是整个海原县和整个盐池县。为了科学监测评价福利包调整的效果,在项目实施之前,选取了地域、社会经济情况、原新农合报销政策分别与海原县和盐池县相类似的同心县、西吉县和彭阳县进行比较。表6-4显示,海原县和盐池县2010年4至9月在乡级、村级的人均就诊次数明显高于2009年同期,且两县2009年、2010年乡村两级人均就诊次数的差值大于比较县的差值($P<0.01$)(图6-3)。说明粗略来看,试点县相较

表6-4 2009、2010年同期(4~9月)试点县与比较县新农合门诊乡级、村级人均就诊次数

年 份		海原县	盐池县	彭阳县	西吉县	同心县
2009 年	乡级	0.36	0.21	0.06	0.04	0.04
	村级	0.07	0.00	0.62	0.48	0.00
2010 年	乡级	0.67	0.36	0.02	0.01	0.10
	村级	0.41	0.25	1.03	0.58	0.02
两年之差	乡级	0.31	0.15	—0.04	—0.03	0.06
	村级	0.34	0.25	0.41	0.09	0.02

资料来源:海原县、盐池县、彭阳县、西吉县、同心县 2009、2010 年新农合报表

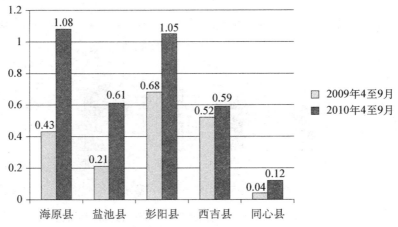

图6-3 2009、2010年同期(4~9月)试点县与比较县新农合门诊基层医疗机构人均就诊次数

于比较县在基层医疗机构就诊增加得更多,新农合保障范围和保障水平的政策性调整对加强居民对基层机构基本医疗服务的需求及利用可能具有正向效应。

3. 卫生资源利用效率有所提高 福利包和支付方式设计的目的之一旨在从供需双方角度促使基层医疗机构承担起基本医疗服务的主要责任。能通过门诊诊治的病例则不用住院来治疗,门诊服务中能由村级承担的服务即由村卫生室来承担,能由乡镇卫生院承担的服务由乡镇卫生院来承担。通过服务结构的调整和下沉提高卫生系统的效率。

2009年,海原县和盐池县新农合住院率分别为6.90%和9.01%,2010年,两者下降为5.84%和7.82%,新农合门诊就诊率则分别从人均0.99次上升至2.61次(海原县),0.41次上升至1.43次(盐池县);海原县新农合住院补偿费用从2 994.34万元增至3 665.62万元,增幅为22.4%,而门诊补偿费用则从392.98增至1 001.92万元,上涨154.95%;盐池县新农合住院补偿费用甚至发生了下降,从1 305.46万元降至1 210.26万元,而门诊补偿金额则从85.82万元上升至246.82万元,上涨187.60%,意味着卫生资源从住院向门诊的转移。图6-4显示试点县新农合门诊就诊人次及报销费用2010年较2009年的大幅

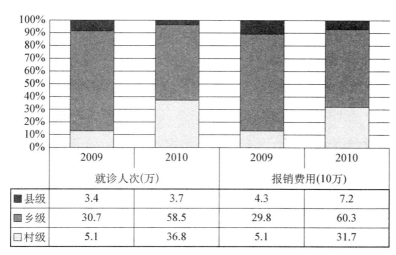

	就诊人次(万)		报销费用(10万)	
	2009	2010	2009	2010
■县级	3.4	3.7	4.3	7.2
▨乡级	30.7	58.5	29.8	60.3
□村级	5.1	36.8	5.1	31.7

图6-4 2009、2010年海原县各级医疗机构新农合门诊人次、报销费用及构成(%)

资料来源:海原县2009、2010年新农合报表

增长主要发生在乡村两级。因此,在三级医疗网中,乡村两级总体就诊人次和报销费用所占比重加大,县级的比重减小,意味着新农合门诊资源向基层机构,特别是村级机构倾斜(村级就诊人次和报销费用从 2009 年的 10% 上升到 2010 年 30% 以上)。

　　具体到海原县和盐池县内每个乡镇,可以看到由新农合支付的乡村两级门诊服务中,超过或接近一半发生在村一级。由此,也可以监测到基本医疗服务在每个乡镇的乡村两级之间下沉趋势明显(表 6 - 5、6 - 6)。

表 6 - 5　2010 年海原县干预、对照乡镇新农合乡村两级人均门诊次数及次均费用

项　　目		人均门诊次数		次均费用(元)	
		实际次数	构成比(%)	实际费用	预设标准
支付方式改革干预乡镇					
高崖	乡级	0.40	19.07	23.93	24
	村级	1.71	80.93	16.09	13
	乡村两级	2.12	100.00	18.30	—
贾塘	乡级	0.66	36.17	28.52	21
	村级	1.16	63.83	11.36	13
	乡村两级	1.82	100.00	17.71	—
西安	乡级	0.29	21.52	21.00	21.00
	村级	1.04	78.48	13.60	13
	乡村两级	1.33	100.00	15.20	—
九彩	乡级	1.15	45.71	20.85	21
	村级	1.36	54.29	12.98	13
	乡村两级	2.51	100.00	16.58	—
红羊	乡级	0.29	27.18	27.53	21
	村级	0.77	72.82	16.18	13
	乡村两级	1.06	100.00	19.27	—

续　表

项　目		人均门诊次数		次均费用(元)	
		实际次数	构成比(%)	实际费用	预设标准
史店	乡级	0.23	20.82	18.18	18
	村级	0.86	79.18	12.64	13
	乡村两级	1.09	100.00	14.14	—
甘城	乡级	0.59	51.06	19.37	18
	村级	0.56	48.94	11.41	13
	乡村两级	1.15	100.00	15.47	—
关庄	乡级	0.28	22.46	23.41	18
	村级	0.98	77.54	14.92	13
	乡村两级	1.26	100.00	16.56	—
关桥	乡级	0.22	19.94	13.36	18
	村级	0.90	80.06	12.10	13
	乡村两级	1.12	100.00	12.37	—
罗山	乡级	0.78	27.91	19.31	18
	村级	2.01	72.09	14.22	13
	乡村两级	2.79	100.00	15.64	—
小计	乡级	0.45	28.59	22.69	18
	村级	1.13	71.41	13.64	13
	乡村两级	1.59	100.00	16.39	—
对照乡镇					
李旺	乡级	0.52	18.21	91.51	24
	村级	2.34	82.70	13.65	13
	乡村两级	2.83	100.00	27.70	—

项　目		人均门诊次数		次均费用(元)	
		实际次数	构成比(%)	实际费用	预设标准
七营	乡级	1.66	87.52	33.77	24
	村级	0.24	12.48	10.94	13
	乡村两级	1.90	100.00	30.93	—
树台	乡级	0.25	20.21	34.44	21
	村级	0.97	79.79	12.55	13
	乡村两级	1.22	100.00	16.98	—
曹洼	乡级	1.01	66.45	13.25	21
	村级	0.51	33.55	11.00	13
	乡村两级	1.51	100.00	12.50	—
海城	乡级	0.21	65.10	24.31	21
	村级	0.11	34.90	13.97	13
	乡村两级	0.33	100.00	20.70	—
李俊	乡级	1.80	57.79	22.73	21
	村级	1.32	42.21	12.57	13
	乡村两级	3.12	100.00	18.44	—
三河	乡级	0.38	48.01	19.47	18
	村级	0.41	51.99	11.94	13
	乡村两级	0.79	100.00	15.55	—
杨明	乡级	0.93	73.77	18.62	18
	村级	0.33	26.23	12.35	13
	乡村两级	1.27	100.00	16.97	—

续　表

项　目		人均门诊次数		次均费用(元)	
		实际次数	构成比(%)	实际费用	预设标准
郑旗	乡级	0.25	67.75	35.14	18
	村级	0.12	32.25	12.06	13
	乡村两级	0.37	100.00	27.70	—
小计	乡级	0.66	46.56	35.31	
	村级	0.76	53.74	12.96	
	乡村两级	1.41	100.00	23.32	

资料来源:海原县 2010 年新农合统计

表 6-6　2010 年盐池县干预、对照乡镇新农合乡村两级人均门诊次数及次均费用

项　目		人均门诊次数		次均费用(元)	
		实际次数	构成比(%)	实际费用	预设标准
支付方式改革干预乡镇					
大水坑	乡级	0.70	60.34	21.15	24
	村级	0.46	39.66	10.45	13
	乡村两级	1.16	100.00	16.91	—
花马池	乡级	0.64	53.04	18.31	21
	村级	0.54	46.96	12.64	13
	乡村两级	1.18	100.00	15.72	—
高沙窝	乡级	1.02	59.63	18.25	21
	村级	0.65	40.37	8.54	13
	乡村两级	1.67	100.00	14.48	—
冯记沟	乡级	0.49	27.85	17.53	18
	村级	1.14	72.15	9.84	13
	乡村两级	1.63	100.00	12.14	—

续　表

项　目		人均门诊次数		次均费用(元)	
		实际次数	构成比(%)	实际费用	预设标准
小计	乡级	0.69	53.02	19.05	—
	村级	0.61	46.98	10.87	—
	乡村两级	1.30	100.00	15.21	—
对照乡镇					
王乐井	乡级	0.99	47.36	19.80	21
	村级	1.10	52.64	12.53	13
	乡村两级	2.09	100.00	15.98	
惠安堡	乡级	0.83	63.21	23.52	21
	村级	0.49	36.79	12.65	13
	乡村两级	1.32	100.00	19.52	
麻黄山	乡级	0.56	59.16	16.44	18
	村级	0.39	40.84	13.93	13
	乡村两级	0.95	100.00	15.41	—
青山	乡级	0.59	45.10	17.61	18
	村级	0.72	54.90	11.98	13
	乡村两级	1.31	100.00	14.52	—
小计	乡级	0.79	52.30	20.10	—
	村级	0.72	47.70	12.60	—
	乡村两级	1.51	100.00	16.52	

资料来源:盐池县 2010 年新农合统计

　　基本医疗服务及卫生资源下沉,除了有调整福利包引导需方利用基层服务的作用外,乡村两级支付制度的改革促使基层供方增加服务并调整结构,也可能在一定程度上影响服务利用。在设计支付方式时,我们希望乡村两级年人均就诊次数能达到 2.5 次以上,且发生在乡村两级的服务中村卫生室至少承担一半,所有机构的次均费用低于预设标准,以实现效率目标。为考察支付方式改革带来的影响,我们并没有对海原县和盐池县所有乡镇做支付方式的改革,而是采用随机分组的方式,对试点县内一半的乡镇进行干预,另一半仍沿用原来支付方式,作为对照乡镇(见表 6-5、6-6)。

监测数据显示,虽然在盐池县这一趋势还不明确,但海原县实施支付方式改革的干预乡镇的乡村两级年人均门诊服务量相比,村级(占 71.41%)比例显著高于乡级(占 28.59%);对照乡镇为村级 53.74%,乡级 46.56%。干预组村级门诊人次占比与对照组相比结果差异具有统计学意义($P<0.01$),提示支付方式改革带来卫生资源向村卫生室进一步的倾斜。

费用方面,据新农合报表,海原县村级和盐池县乡村两级机构次均门诊费用均呈下降趋势(图 6-5)。

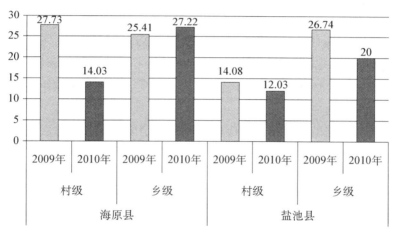

图 6-5 2009、2010 年海原县、盐池县新农合乡村两级门诊次均费用(元)
资料来源:海原县、盐池县 2009、2010 年新农合报表

我们对支付方式改革预期是促进供方节约资源,降低次均费用。盐池县所有乡镇卫生院及村卫生室次均费用都没有超过预设标准,海原县大部分乡镇卫生院则超过标准,其主要原因是由于村卫生室将大量需要输液的患者上转,因此费用难以控制。同时海原县干预组和对照组中都有个别乡镇的村卫生室也超过了标准(见表 6-5、6-6)。可能的原因是在盐池县无论是新农合办公室对乡镇卫生院,还是乡镇卫生院对村卫生室都按照项目设计采用了完全预拨的方式;而在海原县,更多乡镇卫生院则对村医实行预借现金或纸面预拨(不直接拨付现金,而只是告知村医预拨额度),或者预拨药品的方式,这样会削弱激励信号,一些乡镇卫生院也尚未完全意识到支付制度改革的意义,仍沿用过去按项目付费方式

下的行为模式。因此,当地管理部门据此对海原县的管理操作进行了及时的纠正。

在质量方面,由于信息系统建设滞后于项目启动等原因,这一阶段尚难给出供方绩效改变的明确证据。因此,对支付制度的效果和影响的评价,仍需要假以时日,并且应加大对管理信息系统的建设和投入力度。项目配套的管理信息系统于 2010 年下半年投入使用,当年末起稳定运行。

二、干预效应评估[①]

上述监测结果显示改革试点的进展及初步结果总体向好,符合预期。但是以上分析难以回答这样一些问题:卫生体系结果的改善是否真的是因为我们所设计的购买策略的实施所导致的,抑或有其他原因? 如果我们不采取这样的购买策略,会不会也产生同样的效果和趋势? 我们的购买策略是一个组合方案,在众多的改革措施中,究竟哪一项产生了效果? 某个结果的改善究竟在多大程度上可以归因于某一项改革措施? 因此,需要对购买策略及其效果进行分解,进行更为科学的干预效应评估(impact evaluation)。

由于购买策略的实施及其效应的显现通常是分步骤、渐进式、长期性的,需要经历一定的过程,且需要采取相关配套措施(如信息系统的建设)的跟进。因此,我们选择在项目实施至少 1 年后,各方对改革基本理解和接受,政策效应逐步显现,信息系统建设也相对成熟的时候进行评价。通过入户调查、信息系统收集一手数据,并且在干预实施前,就设立了对比组/对照组(不实施干预),并收集了基线数据以期通过干预组在干预实施前后及与对比组/对照组的比较得到更为准确的评价结果。以下主要考察购买策略中最为核心的两组策略的效应,即福利包改革和支付方式改革的效应。

(一)福利包调整的效应评估

1. 干预方案回顾　福利包调整的目标设定为通过对需方经济激励机制的重塑,引导患者从利用住院服务转向利用门诊服务,从到高层级机构治疗变为在基层

---

① 本书中部分干预效应评估结果已公开发表。详见:

祝菁菁,胡敏,WinnieC-MYip,等. 如何增强农村基层门诊服务的可及性——宁夏新农合福利包改革设计与效果[J]. 中国卫生政策研究,2014,08:9–13.

胡敏,WinnieC-MYip,陈文,等. 如何提高农村基层医疗服务的效率和质量——宁夏新农合门诊按人头预付制改革设计与效果[J]. 中国卫生政策研究,2014,08:14–18.

诊治,实现卫生资源的合理配置。实施的路径则是调整福利包的保障范围与水平,即通过改变共付率调整患者在接受不同服务时绝对价格及与其他服务比较的相对价格,借助价格机制调控需方的就医行为和服务利用,趋向于门诊服务和基层服务。

具体的策略包括将所有村卫生室、乡镇卫生院及县级医院的门诊服务纳入报销范围,加大门诊服务的报销比例(如村卫生室从 30%上升到 65%)。在福利刚性、大幅降低住院报销比例不可行的约束下,通过提高门诊报销比例调整门诊与住院的相对价格,同时对基层机构门诊和住院服务设置较高报销比例(如村级、乡级、县级门诊报销比例分别为 65%、50%、30%),适当调低上级机构的住院报销比例(如盐池县县级住院从 75%下降到 65%),以此加大不同层级机构之间价格的落差(该政策 2010 年起在海原县和盐池县施行,实施前后政策比较如表 6－7 海原县和盐池县 2009、2010 年福利包所示)。

表 6－7　2009、2010 年宁夏回族自治区 5 县新农合福利包

就诊单位			海原县		盐池县		同心县		彭阳县		西吉县	
			2009	2010	2009	2010	2009	2010	2009	2010	2009	2010
普通门诊	起付线(元)		0	0	0	0	0	0	0	0	0	0
	报销比例(%)	村级	30*	65	35*	65	45*	45*	每次就诊患者支付 1 元,全年可报销 30 元	每次就诊患者支付 1 元,全年可报销 30 元		
		乡级	30	50	35	50	40	40	0	40	0	0
		县级	30	30	0	30	0	0	0	0	0	0
	封顶线[元/(人·年)]		120	150	150	150	150	200	30	260	30	30
普通住院	起付线(元/次)	乡级	90	90	100	100	50	100	70	140	70	70
		县级	160	160	200	200	150	200	140	280	150	150
		市级	300	600	500	600	500	300	350	500	350	350
		区级	300	600	500	600	500	600	350	600	350	350
	报销比例(%)	乡级	85	85	80	80	80	80	80	80	85	85
		县级	80	80	75	65	65	65	70	70	70	70
		市级	40	35	25	25	25	45	35	40	35	35
		区级	40	35	25	25	25	35	35	35	35	35
	封顶线[万元/(人·年)]		3.0	2.5	1.5	1.5	1.5	2.5	2.0	2.5	2.0	2.5

说明:＊表示仅部分村卫生室按此比例报销,其余卫生室不实行报销

2. 评价方法

(1) 研究假设及评价指标:当新农合福利包根据上述设计进行改革后,预期的干预效果是服务可及性和居民的就医经济风险发生变化。原先不去看病或自我医疗的患者开始就诊,原先利用住院服务但实际并不需要住院的患者转向门诊。因此,农村居民的门诊服务利用率,特别是村卫生室服务的利用率增加,即基层门诊服务的可及性增强,并减少住院服务利用。患者获得更多新农合报销,家庭自付的医疗费用减少,发生灾难性医药支出的可能性下降。

(2) 研究设计:为科学评估新农合保障政策在影响需方服务利用和可及性方面的干预效果,我们在干预实施前就设立了对比组①,进行自然试验的设计。在宁夏同属于山区、社会经济情况和基线新农合政策相似的 5 个县中,以海原县和盐池县(共 25 个乡镇,266 个村,13 万户家庭,约 60 万人口)为干预组,自2010 年起执行我们设计的倾向于基层门诊服务的福利包;而其余 3 个县同心、彭阳、西吉(共 50 个乡镇,651 个村,约 22 万户家庭,110 万人口)则不执行该项政策,保持自然状态(即干预组如不执行干预政策时可能发生的情况),作为比较(见表 6 - 7)。

(3) 数据及其来源:我们通过收集入户调查面板数据进行政策评估。于2009 年 2 月在 5 个县进行了大规模入户基线调查,调查采取多阶段分层抽样方法,在干预组的每一个乡镇根据经济水平分层后随机选取 40% 的村,每个村随机选择 33 户家庭,在对比组用同样方法纳入 25% 的村,每个村纳入 20户家庭。最终在干预组调查到 25 个乡镇 116 个村 3 828 户家庭及其所有家庭成员共 16 866 人(即在第三章中提到的入户调查),对比组 38 个乡镇 144 个村2 873户家庭的13 519人,了解其社会人口学特征、服务利用等信息;并在 2011年 2 月再次对基线样本家庭和个人进行同样内容的调查②,追踪其服务利用的变化,基线调查到的 6 701 户家庭中共随访到 5 407 户(随访率 80.69%)。对于无法追踪到的家庭,则在同村以随机抽样的方式予以替补,最终新增 1 161 户家庭。

(4) 计量模型:在自然试验设计下,我们以计量经济学方法对福利包调整的效应进行评估。利用倍差法(difference-in-difference)(Box 9)分析面板数据,即

---

① 此处为准实验设计,为与之后实验设计中"对照组"加以区分,将准实验中的对照组称为"对比组"。

② 2011 年 2 月入户调查时各县仍保持执行 2010 年新农合筹资水平和保障政策。因此,此次入户调查结果反映的是 2010 年新农合政策的效应。

以干预组与对比组在干预前后服务利用变化的差值来反映干预政策的效应。并选用固定效应回归模型,以公式 6-1 估计新农合保障政策对个人服务利用情况的影响。

$$y_{iht} = \beta_0 + \beta_1 Tct + X'_{iht}\beta_2 + \gamma_h + \delta_t + \varepsilon_{iht} \qquad (公式 6-1)$$

其中,y_{iht} 代表第 t 年第 h 个家庭第 i 个成员利用门诊服务概率的 Logit 变换;Tct(哑变量)代表第 t 年第 c 个县新农合政策,1 代表实施干预政策,0 代表未实施干预政策;γ_h 和 δ_t 分别代表家庭和时间的固定效应,X'_{iht} 是一组第 t 年第 h 个家庭第 i 个成员的人口学特征的向量,包括个人 2 周内是否患病、是否患有慢性病、年龄、年龄平方、性别、户主性别、家庭人数、家庭财富、教育水平、与离家最近的卫生机构的距离、民族、是否为户主、是否在外打工,以此作为协变量控制。模型以最小二乘法估计干预效应。

Box 9　倍差法(Differences in Differences, DID)

倍差法的基本理念是一项干预措施实施后其效果可能不完全归因于该干预措施,还有可能因为其他措施或者仅仅因为时间的趋势引起。由于政策类干预往往难以做到通过随机化以消除其他干预措施和时间趋势所造成的影响,因此,倍差法的思路是设立高质量的对照组,通过比较干预组"干预后状态"与"干预前状态"及与"其他对照组状态",以充分证明干预组受到政策影响的结论是可信的这一评估结果。对照组设立的目的在于识别干预措施以外的其他因素对结果的影响。

倍差法是在存在 2 个或 2 个以上时间周期和不同组别的条件下,即使用面板数据(panel data),来识别干预的净效果的方法。组间跨期的变异程度有两种情况:一是经过一段时间后,干预组中结果变量发生的变化;二是干预发生后,干预组结果变量的趋势波动。需要注意的是,干预组和对照组的趋势差异应归因于干预,若有其他未受控制的因素影响这种组间的趋势差异,评估结果将存在偏倚。

倍差法通常建立在这样的假设上:如果未对干预组实施干预,则其应表现出与对照组平行的结果。因此,干预组在干预前后的状态结果差异与对照组同期的状态差异的差值可认为是干预的净效应。

倍差法可广泛用于政策的评估,但要求同时要有可比的对照组和指标数据的多年积累。

资料来源:Difference-in-Differences Estimation,Imbens/Wooldridge,Lecture Notes 10,2007

为评估干预对家庭就医经济风险的影响,我们选用类似的方法,观察的单位变为家庭。计量经济模型是:

$$y_{it} = \beta_0 + \beta_1 Tct + X'_{it}\beta_2 + \gamma_h + \delta_t + \varepsilon_{it} \qquad (公式 6-2)$$

其中,y_{it}代表第 t 年第 i 个家庭的年卫生支出或发生灾难性支出[①]概率的 Logit 变换;Tct(哑变量)代表第 t 年第 c 个县新农合政策,1 代表实施干预政策,0 代表未实施干预政策;γ_h 和 δ_t 分别代表家庭和时间的固定效应,X'_{it} 是一组第 t 年第 i 个家庭特征的向量,包括家庭规模、民族、抚养比、户主年龄、户主年龄平方、家庭中至少有 1 人患有慢性病、户主教育水平、户主职业,以此作为协变量控制。模型以最小二乘法估计干预效应。

3. 评价结果

(1) 改革对服务可及性的影响:分析结果(表 6-8)显示,改革干预政策增加了人群两周门诊就诊率,干预效应为 0.5%,意味着干预政策对促进居民门诊服务利用有正向作用,尽管上述差异还不具有统计学意义。分析居民两周内对各层级医疗机构服务利用的变化后发现,干预政策显著提高了居民利用村卫生室门诊服务的概率,可增加 0.7 个百分点($P<0.01$),意味着居民在村卫生室就诊的概率大幅上升(对比组居民两周村卫生室就诊率为 1.6%);但干预政策对在乡镇卫生院、县级医院以及县级以上医院就诊的影响都不具有显著性[133]。

表 6-8　2009、2011 年干预组、对比组服务利用的比较及时间和福利包干预的影响

就诊或住院	2009 年		2011 年		时间效应	干预效应
	干预组	对比组	干预组	对比组		
两周患病就诊率(%)	45.2 (49.8)	47.3 (49.9)	51.6 (50.0)	51.8 (50.0)	0.5* [0.2]	0.5* [0.4]

① 此处家庭灾难性支出定义:家庭年卫生支出>10%的家庭年消费支出。

续　表

就诊或住院	2009 年		2011 年		时间效应	干预效应
	干预组	对比组	干预组	对比组		
患病居民两周村卫生室就诊率(%)	8.5 (27.9)	7.9 (27.0)	20.3 (40.2)	15.3 (36.0)	1.0* [0.2]	0.7*** ※ [0.2]
患病居民两周乡镇卫生院就诊率(%)	11.3 (31.7)	13.7 (34.40)	11.7 (32.1)	14.3 (35.0)	0.00 [0.2]	−0.1* [0.2]
患病居民两周县级医院就诊率(%)	13.0 (33.7)	13.8 (34.5)	10.5 (30.7)	10.3 (30.4)	−0.6*** [0.2]	0.2* [0.2]
患病居民两周县级以上就诊率(%)	6.2 (23.7)	5.9 (23.5)	4.7 (21.3)	5.5 (22.8)	−0.0 [0.1]	−0.2* [0.2]
年住院率(%)	7.0 (25.4)	6.9 (25.3)	6.9 (25.3)	7.5 (26.4)	0.5 [0.3]	−0.4 [0.5]
年乡镇卫生院住院率(%)	1.7 (13.1)	2.5 (15.6)	1.4 (11.8)	2.3 (14.9)	−0.3* [0.2]	0.0 [0.2]
年县级医院住院率(%)	3.6 (18.7)	3.1 (17.3)	4.0 (19.6)	3.7 (18.8)	0.5** [0.2]	−0.1 [0.4]
年县外医院住院率(%)	1.2 (11.0)	1.0 (9.9)	1.3 (11.4)	1.1 (10.4)	0.0 [0.1]	0.0 [0.1]
年人均住院次数	0.1 (0.4)	0.1 (0.4)	0.1 (0.4)	0.1 (0.4)	0.6 [0.5]	−0.3 [0.8]

说明:圆括号内为标准差,方括号内为标准误。资料分别来源于 2009 年 2 月、2011 年 2 月项目家庭入户调查。观测单位为个人。＊表示 $P<0.1$,＊＊表示 $P<0.05$,＊＊＊表示 $P<0.01$。※在测量干预对门诊利用的效应时,选用的结果变量为全人群两周就诊率,而非患病居民两周就诊率

　　住院方面,干预政策使得居民对住院服务的利用减少,年住院率可降低 0.4%,但这一变化不具有统计学意义。同时,如根据住院的医疗机构层级对住院情况进行分解,显示无论在乡镇卫生院、县级医院还是县级以上医院,干预效应都接近于 0,且无显著性。在公式 6-1 中,当应变量为被调查者过去一年的住院次数时,得到的结果也基本一致,即干预政策对住院服务利用未有显著影响。由此提示村卫生室门诊服务利用的增加并非是由住院服务的转换而引起,而是因为原先受到抑制的基本医疗门诊需求在新的福利包政策下得以释放所引起[133]。

　　我们还检验了改革干预政策对不同人群的效果(表 6-9),以此反映新的方案对医疗服务可及性分布和公平性的影响。主要分析在户主受教育程度、家庭经济状况、住所与村卫生室距离、被调查者性别、被调查者是否外出务工等分层

的情况下,扩大后的福利包政策对两周村卫生室就诊率的影响。研究显示,干预政策对户主未受过教育的家庭中的个人的影响更大,但是这种影响不具有统计学意义。当把被调查者按家庭收入高中低分成 3 类后发现:中等收入家庭的居民对干预政策的反应最为明显,这是因为实施新的保障政策后,去村卫生室求医的概率提高 1.5 个百分点,且结果具有显著性;在低收入组中这一可能性略微增加;而在高收入组则没有增加甚至有所下降。研究还发现,住所与村卫生室距离对干预效应有重要影响,当两者距离不超过 1 公里时,居民赴村卫生室就诊的概率显著上升,但当两者距离增大时,干预的效应则有所减弱。在性别方面,干预对男性和女性的作用几乎相同,女性略高一点。最后,无论人群外出打工与否,干预政策对其服务利用都有正向作用,且在外打工者就诊可能性增加更多[133]。

表 6-9　新农合福利包改革对不同人群两周内村卫生室就诊率的影响

不同人群情况		对比组水平(%)		福利包干预影响(%)	
		均值	标准差	干预效应	标准误
户主受教育程度	未受过教育	2.2	14.6	1.1	0.8
	受过教育	1.3	11.4	0.4	0.3
家庭经济状况	低收入	2.0	14.0	1.0*	0.5
	中等收入	1.1	10.5	1.5***	0.4
	高收入	1.3	11.5	−0.1	0.4
住所与村卫生室距离	1 公里及以下	1.6	12.5	1.7***	0.5
	超过 1 公里	1.5	12.2	0.7*	0.4
性别	男性	1.4	11.6	0.7**	0.3
	女性	1.7	13.1	0.8**	0.4
是否外出务工	是	1.3	11.2	1.1*	0.6
	否	1.6	12.6	0.6**	0.3

说明:资料分别来源于 2009 年 2 月、2011 年 2 月项目家庭入户调查。＊表示 $P<0.1$,＊＊表示 $P<0.05$,＊＊＊表示 $P<0.01$

(2) 改革对就医经济风险的影响:以上所关注的居民求医行为(care-seeking behavior)的变化只是福利包改革影响的中间环节之一。我们需要更加深入地评价改革对长期结果的影响。比如,居民就医经济风险,以此建立政策干预与居民福利结果之间的联系。分析结果显示,干预使得家庭自付的自我医疗药费、住院费用及合计医药费用下降,门诊费用上升,但只有对家庭自付自我医疗药费的影响具有统计学意义。说明随着福利包的变化,患者从过去通过自我医疗自费接受服务转变为接受新农合门诊服务。因此,自付药费下降,门诊自付费用略有上升,而合计的医药费用有所下降,但结果还不具有显著性。另一方面,进行福利包改革后,家庭发生灾难性支出的可能性下降 0.061 7,且差异具有统计学意义(表 6 - 10),即干预对家庭就医经济风险具有正向保护作用[134]。

表 6 - 10　新农合福利包改革对家庭年卫生支出及发生灾难性支出的可能性的影响

项　目	家庭年卫生支出(元)				发生灾难性支出可能性(10%阈值)
	门诊	药品	住院	总计	
未调整效应	84. 19	−516. 6***	569. 5***	137. 1	−0. 010 2
	[811. 4]	[186. 6]	[183. 5]	[822. 5]	[0. 02]
调整后的干预效应	115. 3	−519**	−74. 71	−478. 5	−0. 061 7***
	[1 104. 0]	[243. 9]	[210. 3]	[1 162. 0]	[0. 02]
对比组基线	4 089	1 732	598	6 419	0. 322 7
干预组基线	4 364	1 572	668	6 604	0. 320 0

说明:方括号内为标准误。资料分别来源于 2009 年 2 月、2011 年 2 月项目家庭入户调查。观测单位为家庭。* 表示 $P<0.1$,* * 表示 $P<0.05$,* * * 表示 $P<0.01$

(二) 支付方式改革的效应评估

1. 干预方案回顾　支付方式改革的目标设定为通过对供方经济激励机制的重塑,引导供方提升基本医疗门诊服务的效率,改善质量,并促进乡镇卫生院向村卫生室转诊及加强对村卫生室服务质量的管理。实施的路径则是改变对供方的支付方式及水平,让供方在提供合理和高品质服务时获得应有的收益,而在提供不必要或低质量的服务时承担相应的财务风险,促使供方将外在经济激励内化形成改善服务绩效和结果的动力。

具体策略是在对乡镇卫生院和村卫生室明确定位分工的基础上,以乡村为整体实施基于绩效的按人头预付的支付管理方式,主要包括如下机制:①按人头预付(capitation)。参考历史水平和规范水平分别测算出乡镇卫生院及其下辖村卫生室的次均费用标准,乡村整体的人均门诊次数标准,从而构建乡镇卫生院和村级的新农合门诊服务人头费标准(按乡村各占服务量标准的一半为目标设定),根据该乡镇(村)的参合人口数预算给乡镇卫生院(及其下辖村卫生室)。

②按绩效支付（pay-for-performance）。在期初预拨70％的人头费预算,预留部分（30％）则分别在期中和期末根据乡镇卫生院或村卫生室的服务绩效考核结果再予以支付,当乡镇卫生院或村卫生室的绩效高于（或低于）平均水平时,其获得高于（或低于）30％的预留经费。考核所选取的指标与服务质量和健康结果高度相关,包括抗生素（口服或注射）使用率、结核病的检测和管理率、慢性病筛查和管理率、诊疗规范符合率、患者满意度等指标。③以乡村为整体。县级对预算的拨付和管理以乡镇为单位进行,期初县新农合办公室将某乡镇的所有预算（包括乡镇卫生院和下辖所有村卫生室的预算）的70％预拨给乡镇卫生院,期末由县卫生局和新农合办公室联合对乡镇卫生院实施绩效考核。除自身医疗服务质量外,乡镇卫生院管理的村卫生室的服务绩效也是该卫生院整体绩效的一部分,如果下辖村卫生室的绩效不佳,乡镇卫生院则负有连带责任,其绩效收入也会被扣减。同时,乡镇卫生院在县级职能部门的监督下对下辖各村卫生室的经费进行预拨和结算,实施业务的指导监督及最终的绩效考核,并根据考核结果对预留给村级的考核经费进行分配。乡村两级预算与实际成本间的结余合并后在两者之间进行分配,如有超支则由双方共同承担。对乡镇卫生院和村卫生室的支付方式与管理流程如图6-6所示。此外,为防止供方在按人头支付的方式下过度减少服务量,各乡镇被预设了最低服务量的限制。如果乡镇卫生院及其下辖的村卫生室未达到最低服务量标准,则必须退还相应的预算。同时,当村卫生室达到预设的服务量标准时,所设计的人头费预付水平将大幅提高村医收入,如有效地提高效率节约成本,仅基本医疗一项就可达到1万～1.2万净收入。

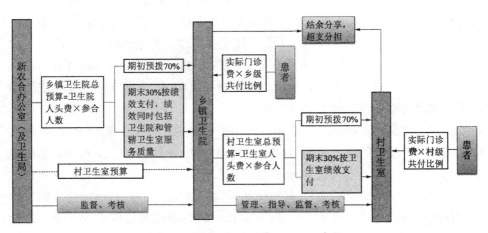

图6-6 支付方式及管理流程示意图

实行按人头支付办法,并允许供方保留且自行支配人头费的结余,将给予供方提高服务效率、节约服务成本、转诊患者的动力[82],乡镇卫生院和村卫生室应尽可能降低单次门诊费用,并可能减少门诊服务量。将对卫生服务的支付与服务产出绩效挂钩,会直接引导供方改进绩效指标,进而提高服务质量和效率[135]。通过支付制度的设计将乡镇卫生院与村卫生室的经济利益捆绑并对卫生院问责,可以激发乡镇卫生院加强对村卫生室的业务指导和管理的动力。因为,卫生室服务质量的提高不仅代表乡镇卫生院绩效及绩效收入的提升,也意味着村卫生室有能力吸引和诊治更多的患者,在以乡为单位实施预算管理的情形下,更多服务发生在村级则意味着乡村整体可以产生更多的结余得以在乡村之间分配。而从服务体系角度来看,乡村机构资源的整合和服务的下沉,意味着系统的配置效率的提升。以上就是干预政策设计的逻辑。

2. 评价方法

(1) 研究假设及评价指标:当在乡镇卫生院和村卫生室实行以乡村为整体的基于绩效的按人头预付的支付制度后,预期的结果是农村居民在这些机构所获得的门诊服务的质量上升。供方服务效率和系统配置效率提升。我们需要选取一些关键的指标来反映这些维度的变化。

在当前我国抗生素滥用问题突出的背景下,减少抗生素使用是提升基本医疗服务质量的重要表现之一[136],而抗生素(口服或注射)使用率也在本项目中作为对供方按绩效支付的质量评估指标之一。因此,本文选取乡镇卫生院和村卫生室的抗生素(口服或注射)使用率作为主要反映供方服务质量的指标。为了反映服务的效率和资源的配置效率,还将乡村两级机构单次门诊费用和单日门诊次数,参合者年人均门诊服务量及其构成作为测量指标。

(2) 研究设计:为科学评估乡村门诊支付制度改革对服务结果的影响,我们并没有对所有乡镇做支付方式的改革,而是进行了配对整群随机试验设计。在海原县和盐池县内,首先根据乡镇卫生院的基线特征(是否提供住院服务、是否为中心卫生院、到县中心的距离、门诊次均费用、年门诊人次、下辖村卫生室数、农业人口占比等)的相近性将两个县所有 28 个乡镇卫生院两两配对,形成 14 个对子,然后在每一个对子中随机选择其中之一加入干预组(该乡镇卫生院及其下辖所有村卫生室实施上述支付制度),另一个则为对照组。干预自 2010 年 7 月启动,除支付制度外,干预组和对照组其他政策保持一致,且同时接受相同的有关合理用药和合理诊疗的培训。

(3) 数据及其来源:为加强数据及评估的可靠性,数据主要来源于为项目专门建立的电子信息系统。该系统记录了两县新农合所有参合者在 28 个乡镇卫生院及所有村卫生室发生的门诊服务信息,包括患者特征(年龄、性别、住所等)、疾病诊断、用药和检查明细及费用等。该系统自 2010 年下半年开始建立,直到年底获得标准化数据。因此,本文选取 2011 年 1 月 1 日至 2012 年 6 月 30 日数据反映各机构抗生素使用率、单次门诊费用和单日门诊次数的效果。年人均门诊服务量及其占比数据来自 2010 至 2013 年当地新农合统计报表。

(4) 计量模型:在配对整群随机干预试验设计下,分别进行 Logistic 回归分析或线性回归分析(公式 6 - 3)来估计干预对抗生素使用率、单次门诊费用和单日门诊次数的效应,之后进行年人均乡镇卫生院门诊人次、年人均村级门诊人次及其占比的统计检验。

$$y_{im} = \beta_0 + \beta_1 D_m + X'_{im}\beta_2 + \vartheta_m + \varepsilon_{im} \qquad \text{(公式 6 - 3)}$$

式中 y_{im} 分别代表第 m 个机构中第 i 个患者接受服务时使用抗生素概率的 Logit 转换或发生的费用或第 m 个机构第 i 天的门诊量; D_m 代表第 m 个机构的支付制度,1 代表实施干预政策,0 代表对照; X'_{im} 代表患者的特征向量,包括年龄、性别等; ϑ_m 为第 m 个机构所在对子的效应。标准误在乡级聚集。

3. 评价结果

(1) 改革对服务质量的影响:患者在对照组乡镇卫生院和村卫生室诊疗时抗生素平均使用率分别为 44.2% 和 34.2%。回归分析进一步显示,实施本文所设计的基于绩效的按人头预付制后,乡镇卫生院和村卫生室抗生素使用率(经调整后)分别下降 6.6% ($P = 0.026$) 和 6.0% ($P = 0.032$),且主要为注射类抗生素使用的减少($P = 0.058$)。感冒患者的抗生素使用率下降幅度较大,乡镇卫生院和村卫生室分别下降 9.3% ($P = 0.020$) 和 16.0% ($P = 0.000$),提示供方在治疗此类自愈性疾病时显著减少了不必要抗生素的使用(表 6 - 11)[137]。

表 6‑11　支付制度干预对乡镇卫生院和村卫生室抗生素使用的影响

抗生素使用率		未经调整		经过调整	
		干预效应(95%置信区间)	P 值	干预效应(95%置信区间)	P 值
乡镇卫生院抗生素使用率(%)					
总体	44.2	−10.7(−21.1, −0.3)	0.044	−6.6(−12.3, −0.8)	0.026
口服抗生素	27.9	−0.042(−11.0, 2.5)	0.222	−1.4(−5.7, 2.8)	0.507

续　表

	抗生素使用率（%）	未经调整		经过调整	
		干预效应（95%置信区间）	P值	干预效应（95%置信区间）	P值
注射抗生素	20.8	−7.8（−16.8，1.3）	0.094	−5.1（−10.4，0.2）	0.058
感冒患者	50.6	−4.9（−23.9，14.0）	0.609	−9.3（−17.3，−1.4）	0.020
村卫生室抗生素使用率（%）					
总体	34.2	−5.2（−13.2，2.7）	0.195	−6.0（−11.5，−0.5）	0.032
口服抗生素	27.5	−2.5（−9.1，4.1）	0.465	−2.7（−6.8，1.4）	0.192
注射抗生素	12.3	−3.9（0.0，4.9）	0.049	−4.1（−7.2，−1.0）	0.010
感冒患者	38.4	−12.9（−26.3，0.4）	0.057	−16.0（−24.5，−7.5）	0.000

说明:数据来源于项目电子信息系统。表中分别列出未经调整的干预效应和经患者性别、年龄及对子效应控制后的干预效应。观测记录数为乡镇卫生院 440 473 门诊人次(干预组 208 482 人次;对照组 231 991 人次),村卫生室 714 661 门诊人次(干预组 338 185 人次;对照组 376 476 人次)

（2）改革对服务效率的影响:表 6-12 表明对照组乡镇卫生院和村卫生室次均门诊费用分别为 20.91 元和 16.57 元,支付制度干预在乡镇卫生院层面无显著影响,但使得村卫生室的单次门诊费用下降 1.04 元（P＝0.002）。一般认为,实施按人头付费可能降低供方的服务量,但从实证结果来看,无论乡镇卫生

表 6-12　支付制度干预对乡镇卫生院和村卫生室单次门诊费用、单日门诊量的影响

项　目	对照组平均值	未经调整		经过调整	
		干预效应（95%置信区间）	P值	干预效应（95%置信区间）	P值
乡镇卫生院					
单次门诊费用（元）	20.9	−0.45（−5.56，4.66）	0.857	0.02（−5.48，5.52）	0.994
单日门诊人次	37.3	−4.28（−27.61，19.03）	0.708	−5.32（−19.59，8.95）	0.450
村卫生室					
单次门诊费用（元）	16.6	−0.47（−1.27，0.34）	0.246	−1.04（−1.65，−0.42）	0.002
单日门诊人次	9.7	−1.56（−5.64，2.49）	0.432	−0.90（−3.60，1.80）	0.498

说明:数据来源于项目电子信息系统。表中分别列出未经调整的干预效应和经患者性别、年龄以及对子效应控制后的干预效应。总费用包括药品费用、诊疗费、检查费。去除最高 5%极端费用记录后,观测记录数为乡镇卫生院 440 144 门诊人次(干预组 208 300 人次;对照组 231 844 人次),村卫生室 714 304 门诊人次(干预组 338 031 人次;对照组 376 273 人次)

院还是村卫生室的单日门诊人次数并未受到干预的显著影响[137]。

(3) 改革对资源配置的影响:对配对群组进行检验后发现,干预组各年人均乡镇卫生院门诊人次均小于对照组,而年人均村级门诊人次则均大于对照组,但基本不具有统计学意义,人均乡村两级门诊总服务量在干预组和对照组之间也不存在显著差异,再次证实干预对服务量影响不大。但干预对门诊服务量构成产生一定影响,干预组各年人均村级门诊服务量占比都超过 50%,且大于对照组(2010 年 $P = 0.036$,2013 年 $P = 0.075$),意味着服务的下沉(表 6 - 13)。

表 6 - 13　干预组和对照组年人均乡镇卫生院门诊人次、村级门诊人次及其占比

年度	年人均乡镇卫生院门诊人次			年人均村级门诊人次			年人均村级门诊服务量占比(%)		
	干预组	对照组	P 值	干预组	对照组	P 值	干预组	对照组	P 值
2010	0.54	0.85	0.023	0.99	0.56	0.116	64.4	41.2	0.036
2011	0.71	0.80	0.422	1.28	1.12	0.861	64.9	57.8	0.345
2012	0.85	0.86	0.382	1.46	1.28	0.650	65.0	59.3	0.249
2013	0.91	1.10	0.173	1.23	1.00	0.972	58.5	46.8	0.075

说明:数据来源于 2010~2013 年新农合统计报表。数据经配对设计秩和检验

三、讨论与小结

(1) 2010 年 4 月,本书中所设计的购买策略在宁夏回族自治区海原县和盐池县启动实施,主要聚焦于福利包的调整和支付制度的改革。为更好地跟踪试点的进展和影响,拟根据"结果链"逻辑框架,将监测评估体系归纳为"投入-活动-产出-结果-长期结果"等 5 个环节。它不仅有利于厘清监测评价体系内部的逻辑关系,也有助于梳理试点实际工作的运行方向。在干预启动实施初期,各项政策还在推进,效应并未全部显现。简单地对实施情况和初步结果进行追踪和监测发现,各项试点工作在稳步推进中,各方反应基本良好。自福利包和支付制度调整以来,预期行为改变发生,门诊服务利用大幅上升,资源利用效率有所提升。但是,干预措施的效果及影响究竟如何尚有待进一步的评价。

(2) 为提供可信的证据以获得真实的评价结果,本研究认为应在不同范围分阶段实施不同的干预措施,并科学地设立对照组,通过比较干预组和对比组/对照组在干预前后变化的差值,以分离不同干预措施的影响,避免因所有措施同

时实行而引起效应的混淆。因此,采用的方法是对海原县和盐池县全县的福利包进行调整,并选取具有相同社会经济水平和类似的卫生服务基线情况的彭阳县、同心县和西吉县作为比较县(福利包不做调整或依据自然进程发展),来评价福利包调整对服务利用所带来的影响(进行自然试验)。将海原县和盐池县内所有乡镇配对后随机分为两组。对其中一组乡镇卫生院及乡镇内的所有村卫生室实施支付制度的改革,另一组保持原先的制度,以评价在福利包相同的情况下,支付制度所带来的服务成本、质量、效率等的影响(进行配对整群随机试验)。

(3)关于基本医疗福利包调整的评价。根据居民的需要和购买的效率目标,我们所设计的农村医疗福利包从原先主要关注重大疾病/住院服务向居民的常见病、多发病的门诊诊治进行了战略性调整和转移,同时旨在根据农村各级医疗卫生机构的不同功能定位,平衡不同层级的卫生服务需求,引导居民加大对乡村两级服务的利用,将资源配置到基层医疗机构,从而提高卫生服务利用效率,并减轻患者的就医经济负担。

已有大量研究显示中国的新农合乃至其他中低收入国家的社会医疗保险的实施可促进居民对医疗服务的利用[138~140]。但截至目前,有关居民就医行为在新农合不同福利包设计下的差异性的研究相对较少,仅有的少数研究又呈现不同的结果。有分析认为不同的保障范围和水平会对就医行为产生影响[141, 142],但也有研究未观察到不同福利包对服务利用产生不同的效果[143, 144]。

本文通过自然试验设计,利用 2009 年新医改后的最新数据为这一研究问题提供实证支持。评价结果显示:在新农合保障范围从住院服务向门诊服务扩大,门诊特别是村卫生室门诊服务的报销比例大幅提高的情况下,农村居民门诊服务需求得以释放,村卫生室门诊服务的可及性大大增加,即实施趋向于基层门诊服务的福利包对居民在基层医疗机构接受门诊服务确有正向促进作用。由于以大病保障为主的福利包设计通常引起住院率的快速上涨,而门急诊治疗特别是慢性病门诊治疗费用也会对居民造成较大经济负担,甚至影响服务的可及性[145],从而影响全民健康覆盖的进程。因此,本文建议进一步扩大新农合门诊保障范围,特别是要提高基层门诊的保障水平,适度提高慢性病门诊服务的报销比例,提高门诊报销限额,以此引导居民利用成本较低的服务,实现更优的资源配置。

但是,干预实际并未显著减少居民对住院服务的利用,主要是因为受制于福利刚性(住院报销比例难以下调)和基金约束(住院统筹基金存在超支风险)的限制,我们未能对住院福利包进行大幅度调整,住院报销比例仍较大程度高于门诊,门诊与住院报销比例仍然倒置,且门诊报销限额相对较低(150 元/人),因而难以实现门诊服务对住院服务的替代。因此,提示在有条件的情况下,应不仅仅扩大和提高门诊保障范围和水平,也要通过提高住院报销起付线,适当降低住院报销比例等方式进一步调整门诊和住院的相对价格,从而提高基金的使用效率。

此外,值得注意的是,政策影响随着人们的教育水平、收入水平、住所的地理位置等的不同而不同,即干预的效果受到人群异质性的影响。研究显示,我们所设计的新农合保障政策的改革对中等收入、户主未接受过教育、离村卫生室不超过1公里的居民有更为积极的影响。因此,在政策设计时需要全面考虑人群的特征。

有关新农合的实施对居民就医经济风险的影响效应的研究不多且结果并不一致[139, 143, 146],而不同的福利包对这一维度影响的文献更是少之又少。本研究显示,福利包的改革抑制了家庭自我医疗的经济风险,但对家庭在门诊、住院及合计的自付费用方面的影响还不显著。但家庭发生灾难性支出的可能性有所下降。因此,结论是福利包改革对家庭就医经济风险的具有正面影响趋势,但还不非常明确。加之对于福利包改革,各方理解、反应、行动并产生影响需要一定时间,所以对于改革的真正效果特别是对就医经济风险的影响,需要更进一步的观察和评估。

(4)关于支付制度调整的评价。以上福利包的调整是从需方角度引导资源的合理配置。支付制度则是从供方角度提升其技术效率,提高质量,降低费用,并提升资源的配置效率。

本研究通过配对整群随机试验设计,建立了支付制度改革与医疗服务质量和服务效率及配置效率的因果联系,为我国相关制度改革和医疗服务支付及购买策略的发展提供了科学的证据支持。

抗生素使用情况是医疗质量的重要反映。研究发现实施以乡村为整体基于绩效的按人头预付制,并将抗生素使用情况纳入绩效指标与支付挂钩,可显著减少医疗服务中抗生素治疗方案的使用。虽然本文尚未对其他服务质量指标进行评估,但现有研究结果提示,该项支付制度对规范供方处方行为具有直接的正面影响,可成为解决我国抗生素滥用问题的可行途径之一。同时,在大部分的诊疗方案中,抗生素的使用不具有必要性,因而当供方产生节约成本提高效率的动机时,会有意识地减少抗生素的使用。因此,从这点上来看研究结果也提示了供方服务效率的提升。分析结果还提示,单纯以药品零差率政策切断供方经济利益与药品利润之间的联系并不能有效地改变医生的处方行为(对照组仅实施药品零差率政策,但抗生素使用率仍居高不下),而在实施零差率政策的基础上将对供方的经济激励与其服务质量挂钩则能取得更好的效果。

另一方面,村卫生室单次门诊费用在干预后有所下降,提示村级服务效率的提高,但在乡镇卫生院层面费用结果并不一致。接受干预的机构与对照机构相比,在控制成本、提高效率方面的表现低于预期,可能与医改进程中各项政策,特别是与费用有关的多种政策(基本药物政策、药品零差率政策、药品集中招标采用政策)在干预组和对照组中同时执行有关,这些政策的实施对干预效应可能有稀释作用。

此外,干预对乡村单日门诊量、年人均门诊量的影响并不显著,与按人头付费的经典理论有所不符,可能是因为项目设置了最低服务量的限制。但研究显示,项目设定的"乡村两级的服务中村卫生室至少承担一半"的目标得以实现,标志着就诊流向的优化,配置效率的提升,主要是因为项目进行了乡村一体的支付方式设计。将乡镇卫生院经济利益与村卫生室绩效及收益捆绑,有助于加强乡镇卫生院对村卫生室的管理、指导和转诊,促进卫生资源向基层倾斜及服务体系的整合。其间个别年份干预效果不显著,可能与对照组乡村机构当年实施"基层机构每次服务可额外收取一般诊疗费"政策有关。

最后,值得注意的是,在推行支付制度改革的同时,需要辅以信息系统的建设、质量考核体系的建立和供方(人员、财务、信息等)管理能力的培训。支付制度改革若要在质量提升方面取得成功,在农村地区还必须伴随相关的对供方诊疗规范的培训和对患者的健康教育。因此,支付制度改革的实施、显效和稳定需要相当长的时间;此外也需要从需方角度进行配套激励政策的设计。而为了更严谨地反映改革对于服务效率和质量的长期影响,需要更进一步的观察和研究。

第七章

主要结论与政策建议

一、主要结论

以下总结本书分析论述的主要观点和结论。

（1）卫生服务战略性购买建立在卫生系统中服务购买与服务提供功能彻底分离的基础上，不同于传统的预算下拨和按照供方所提供的服务回顾性支付等被动性购买方式。战略性购买以改善卫生系统整体绩效为目标，强调满足公众的健康需要，追求服务的成本-效果，注重供方激励机制的重塑，提倡竞争机制的运用和政府的宏观监管，以此在购买前战略性地做出"购买什么，怎么购买，向谁购买"的决策并加以实施。在战略性购买体系中至少存在 3 个委托代理关系，即需方委托购买方实现自身需要，政府委托购买方合理配置资源，购买方委托供方提供适宜服务，并运用一定的手段和机制使得代理方按照委托方的需要和目标做出行为，其中购买方与供方的关系是整个购买体系的核心。

（2）经济理论与各国经验表明，战略性购买的实施有助于改善系统的绩效。其实质是一系列提升卫生系统绩效的策略组合，主要包括从购买方角度提出的"购买什么、怎么购买、向谁购买"的核心策略及从整个卫生系统角度出发，涉及针对组织和制度环境的以确保战略性购买核心策略得以实施的支持保障策略。在对购买理论总结的基础上，本书运用卫生发展与改革理论框架，形成了以下基本医疗卫生服务购买策略研制思路：利用筹资、支付和组织阀门的相关政策工具构建核心购买策略，在组织、规制、行为阀门的相关政策工具基础上形成购买支持保障策略。

（3）以宁夏回族自治区为代表的我国西部农村地区居民健康需要的重点在公共卫生和基本医疗（即基本医疗卫生服务），但基本医疗卫生服务面临着可及性差、效率低下、质量不佳等绩效问题,基层医疗卫生机构特别是农村卫生三级网的网底——村卫生室能力薄弱、服务供给不足、技术效率低下。服务购买与服务提供功能的分离已存在于这些体系中,地方政府是购买方,县卫生局和新农合为具体的购买机构,各乡镇卫生院和标准化卫生室为主要的服务提供方。目前的问题主要是由于核心购买策略的组合不当所引起的,即购买内容、购买方式和购买对象的不恰当,其背后深层次的原因是购买方对需方代表性不足、购买方对供方调控机制薄弱及政府在服务购买过程中监管有限。因此,购买体系和机制的不健全不完善是系统绩效问题的重要根源。

(4) 在宁夏基本医疗卫生服务现状、问题及其原因及根源分析的基础上,根据卫生服务购买策略研制思路,本书从农村基本医疗卫生服务的购买方角度设计了一系列购买核心策略,包括:根据需方健康需要和服务的成本效果,整合公共卫生和新农合基本医疗筹资、调整福利包范围和报销比例使之更趋向于基层服务的筹资策略;改变支付方式、提高供方收入、支付与绩效挂钩的支付策略;并在支付策略基础上发展了乡村一体化和引入竞争机制的组织策略。之后从系统角度,提出了明确乡村两级定位、建立居民监管问责机制、开展群众健康教育、提高供方专业及管理能力等一系列购买的支持保障策略。受到制度、组织限制,一些购买的有效策略机制,如合约机制,尚无法在宁夏农村地区得到有效应用。

(5) 支付策略是购买体系中的核心机制,经由激励信号的释放并作用于供方,旨在通过供方行为的改变来改善系统的绩效。没有一种支付方式是完美的,为了权衡基本医疗卫生服务的不同目标追求,可以采用复合型支付方式。与其他一些地区支付制度改革目标不同,宁夏改革的出发点不仅仅是费用控制,而更注重通过对供方经济激励机制的重塑,促进基层服务质量和效率及系统配置效率的提升,而这些是实现"人人享有基本医疗卫生服务"的必要条件。在相关目标、原则和可行性约束下,为实现多层次多角度的政策目标,本文设计了对乡村两级基层医疗卫生机构所提供的基本医疗卫生服务的支付方法及具体方案:以按人头支付实现效率目标,按项目付费增强服务可及性,按绩效支付提高服务质量,同时这些支付方式的变化可能衍生出"乡村一体化"、"竞争机制"等组织变革,不仅提供了单个供方节约成本减少浪费的动力,也增强了各层级供方之间的互动和整合,优化系统资源配置,特别是在农村地区创新性地引入"按绩效支付"的元素——将对供方的支付真正与服务的质量和结果挂钩,以履行医疗保险方(服务购买者)理应实现、非常重要,在现阶段却又常常被忽略的职能——提升医疗服务的质量和绩效,促进居民的健康。此外,支付方式对供方的作用不仅与支付方式中的激励因素的特征有关,还受到其他制度、组织和非经济性激励因素的影响。本文在理论总结基础上构建了支付方式中的激励因素作用机制模型,并提出为更好地实现支付方式的效果,支付方式必须与其他规制、管理手段相互协同和促进。因此,需要建立管理信息系统,制定诊疗规范及制度,制定监测评价系统和加强供方内部管理。

(6)本文所设计的购买策略已在宁夏回族自治区两个试点县启动实施,实施重点聚焦于福利包的调整和支付制度的改革。各项试点工作在稳步推进中,各方反应基本良好,预期的供方和需方的行为改变发生,基层门诊服务利用大幅上升,资源配置效率有所提升,项目进展总体趋向与设计相符。

(7)本研究通过良好的研究设计和科学设立对照,评价了单个干预政策对供方、需方及系统的影响,建立干预与结果的因果关系。结果显示:实施趋向于基层门诊服务的福利包增加了居民利用村卫生室门诊服务的可能性,即基层基本医疗服务的可及性增强;同时干预降低了家庭自付的自我医药费用,家庭发生灾难性支出的可能性下降,即福利包调整对居民就医经济风险具有正向保护作用。以乡村为整体对乡镇卫生院和村卫生室提供的门诊服务实施基于绩效的按人头预付制有效地降低了农村基本医疗服务中抗生素的使用率,优化了供方的处方行为,对降低村卫生室的单次门诊费用有一定作用,并且促进服务向村卫生室下沉,标志着医疗服务质量和服务效率及配置效率都随着支付方式的改革而显著提升。

二、政策建议

我们所设计的基本医疗卫生服务购买策略在宁夏两个试点县实施,取得了一定进展,经过科学评估也显现出良好效果。试点县在宁夏可以代表宁夏农村,而宁夏地区所面临的基本医疗卫生发展问题在我国农村,特别是西部地区具有普遍性,宁夏的社会经济和卫生事业发展水平在西部地区也具有一定代表性。为进一步深化改革,将干预策略和结果外推至宁夏全区乃至其他西部农村地区,本书提出如下政策建议。

(1)在农村地区进行卫生服务公共资金投入时,以系统整体绩效改善为目标,逐步引入"战略性购买"的理念和策略。即将卫生服务的购买功能与提供功能适度分离,由一个战略性的服务购买机构对公众的需要进行评价,尤其是那些无法转化为需求的需要,随后综合决定这些需要被满足的途径,之后通过合适的方式向合适的供方购买相关的服务并监控服务的效果,以此循环不断改进公众的健康。实施以公众需要为基础,成本效益理念、竞争理念、契约理念、绩效评估为核心的目标型管理,科学发展"购买什么、怎么购买、向谁购买"的购买核心策略及作用于组织、制度,确保核心策略顺利实施的购买支持保障策略。

(2)调整农村地区卫生服务购买保障范围和水平。公众有很大一部分预防保健和常见病、多发病及慢性病诊治的需要,要将经济资源的实际配置与公众健康需要联系起来。这类服务通常具有更好的成本-效果,可以实现现有资源的收益最大化,从而增进社会福利。因此,在服务购买范围中要体现出对基本医疗卫生服务的保障。在对居民的健康需要测量和评价基础上,根据购买的效率目标,调整农村的医疗卫生福利包,明确购买保障的内容,从以前只关注重大疾病/住院服务向公共卫生和基本医疗服务进行战略性调整,并通过提高门诊服务的新农合报销比,加大基层机构的报销比,提高慢性病门诊报销水平,用经济激励机制调控需方的需求和服务利用行为,引导患者从患病后拖延不治变为及时就医,从利用住院服务转向利用门诊服务,并根据农村各级医疗卫生机构的不同功能定位,引导居民加大对乡村两级服务的利用,将资源配置到基层医疗卫生机构,从而提高卫生服务利用效率,同时降低患者的就医经济风险。

(3)积极推进支付方式的创新。为平衡卫生服务可及性、公平性、效率、质量等目标,建议采用复合型支付方式。对基本医疗卫生服务,改革原有单纯按项目付费机制,可采用按人头付费、按项目付费、按绩效支付的协同方式,以促使供方行为改变和绩效提高。在基础成本、服务利用信息不完备的情况下,可采用目标设立和协商方式确立人头费标准,并在实施中不断调整。对供方进行支付时关注客观的服务质量和健康产出,在供方提供服务之前明确绩效的范围和目标,服务之后根据其绩效水平、服务质量和健康结果,以及与同级别医疗卫生机构比较的相对绩效来进行支付。通过经济激励并引入竞争机制,引导供方自行强化对质量和绩效的关注。在按绩效支付的基础上,逐步发展量价合约及基于绩效的合约机制,以进一步提升卫生服务的质量和效率。

(4)向卫生专业人员提供适当的激励。西部农村村级卫生人员不足、生产力低下的主要原因是人员报酬的不合理和能力的不足,而公平可靠的报酬及实现其技能与工作之间更好的匹配是提高人员绩效的重要条件。建议通过适当的薪酬、合理的职能定位、诊疗规范及强化培训,引导并保障供方人员的保留和生产力的提高。

(5)通过经济机制推进"乡村一体化"。乡村两级的合作,有利于合理规划和配置乡村卫生资源,规范服务行为,提高服务能力。传统的乡村一体化管理多采取行政管理手段直接作用于组织,但是效果有限。可以通过经济激励机制的设计,给予乡镇卫生院对村卫生室收入的考核分配权和结余留用权,强调卫生院对村卫生室绩效的连带责任,并与卫生院的绩效收入挂钩,以调动乡镇卫生院的积极性,通过经济手段配合行政手段落实乡镇卫生院对村卫生室的管理,实现卫生服务的下沉及效率的提升,为卫生服务体系的整合提供新的对策。

(6)整合公共卫生和基本医疗服务资金。农村地区的公共卫生经费和新农合基金都以政府税收筹资为主,但目前仍面临着分散筹集和使用的问题,易引起购买方力量削弱、服务割裂、管理重复,并加大实现公平和经济风险保护的难度。虽然本文中设计的筹资整合方案最终未能有效实行,但仍建议在今后的改革中,将政府下拨的公共卫生经费与新农合补助及居民缴付的参合资金进行整合,从中划拨出基本医疗卫生服务经费,并在对供方进行支付时,与公共卫生服务和基本医疗服务的整体绩效挂钩,以此实现资金整合的效果,提高购买方对供方的调控力,加强资金的使用效率。

(7)在基本医疗卫生服务购买过程中,建立需方参与机制。居民是卫生服务购买的直接受益人,有监管基金使用和影响福利包选择的意愿和立场。可以通过建立居民管理小组、监管理事会等形式,充分发挥居民在购买决策、绩效考核、监督管理等方面的话语权,强化购买方对需方的代表性;同时加强对居民的健康教育,帮助居民正确表达其健康需要。

(8)加强购买机构决策权和能力建设。医疗卫生服务的购买方是购买体系中各方关系的核心,应承担起公众或参保人员的利益代言人、调控制约供方的基金监管者和代表政府行使医疗资源配置者的角色。在我国,通常由地方政府及下设机构承担购买责任,为实现对需方利益的代表性。一方面要运用上述需方参与机制;另一方面从国家和上级层面来说要进一步下放购买决策权和行动权,以增强购买方对需方的反应性。此外,为适应战略性购买的需要,购买方必须加强自身对卫生服务购买的进一步理解、信息收集和分析、与供方谈判协商、对供方绩效监测评价等能力及公信力的建设。

(9)强调政府在基本医疗卫生服务购买中的监管。基本医疗卫生服务的提供与保障,必须坚持政府主导与市场机制相结合的原则,在将一些职能归于市场的同时,也更需要强调政府监管职能。发挥中央政府和省级政府"引导和协调"作用,包括战略性购买政策方向和法规框架的确立,信息收集和利用,各方利益的平衡,保证各方承担相应的责任等。在上述购买决策权下放的同时,需要加强对地方购买机构的监督和考核；同时作为公立机构的所有者，目前阶段还要通过"补供方"形式加强对基层医疗卫生机构基础设施和人力资源的投入，加强供方的能力建设，以确保卫生服务购买得以实施。

（10）加强管理信息系统建设等购买支持保障策略的实施，促进激励机制与其他管理机制的协同效应。经研究和实践后发现，欲实施战略性服务购买，无论是设定、调整购买内容和支付水平，还是购买方对供方进行日常监督和绩效考核，抑或供方自身应对服务购买须加强内部管理，每个环节都离不开对供方日常卫生服务信息的收集和处理，信息的需求量及处理方式已完全不同于传统的被动性购买方式下对信息的要求。因此，必须加强管理信息系统的投入和建设。此外，核心购买策略中所产生的对于供方的激励机制虽然可以较快地引起变化，但是并无法解决所有问题，还必须通过明确供方定位、制定诊疗规范、提高供方能力和自主性、加强供方的职业道德教育、对患者实施健康教育等一系列作用于供需双方的管理和规范，来促成购买核心策略的实施，并放大服务购买的效应。而从另一方面来讲，战略性购买实施的需要也反过来促进了上述策略的实施及起效。各项管理制度的协同可促进卫生系统更快、更好地发展。

（11）强化购买策略的全面监测与评估。本文中所设计的各项购买策略是根据战略性购买的理论和实践所得出的实验性方案。其效果究竟如何，一方面需要通过监测确保各项政策的顺利实施；另一方面则需要通过科学评估加以验证。而在全世界范围内，关于战略性购买的效果及其影响，目前实证研究和确凿证据相对匮乏。本文虽已对购买策略的部分结果进行评估，但评估的范围仍具有局限性。因此，在今后的研究中，需要进一步对本文所涉及的相关购买策略及结果进行严格而全面的监测和评估，其他卫生服务购买干预项目亦如此。

附录 | Appendix

附录 1　2010 年乡镇卫生院、村卫生室绩效评估指标体系

附表 1-1　2010 年乡镇卫生院绩效评估指标体系(讨论稿)

序号	评价指标	权重	指标定义和测量方法	资料来源	标准	评分方式
1	5 苗及时接种率	5	本月实际接种儿童人数/全乡应接种儿童人数	查看免疫接种记录,5 苗指卡介苗、白百破疫苗、麻疹疫苗、脊髓灰质炎疫苗、乙肝疫苗	① 4 苗接种率达 90% ② 乙肝疫苗接种率达 60%	两项均达标得满分,任何一项每降一个百分点扣 0.1 分,扣完为止
2	0～7 岁儿童体检率	5	本月实际体检儿童人数/全乡应体检儿童人数	查看儿童系统管理记录	80%	达标得满分,每降一个百分点扣 0.2分,扣完为止
3	孕产妇系统管理率	10	全乡本月实际已经完成系统管理的孕产妇人数/全乡应该完成系统管理的孕产妇人数 完成系统管理包括产前 5 次检查,住院分娩或新法接生,产后 3 次访视,产后 42 天的母婴健康体检	查看孕产妇系统管理记录	80%	达标得满分,每降一个百分点扣 0.2 分,扣完为止

序号	评价指标	权重	指标定义和测量方法	资料来源	标准	评分方式
4	高血压规范管理率	3	卫生院对辖区内高血压患者进行系统管理的人数与辖区内确诊的高血压患者的比率	卫生院高血压管理登记册		得分＝权重×该项百分比
5	高血压控制率	4	全年血压控制记录优良和尚可的高血压患者数占乡检出高血压患者总数的比例 优良：全年有 3/4 以上时间血压记录在 140/90 mmHg 以下（＞9 个月）； 尚可：全年有 1/2 以上时间血压记录在 140/90 mmHg 以下（＞6 个月）； 不良：全年有 1/2 或以上时间血压记录在 140/90 mmHg 以上（≥6 个月）。	信息系统；《慢性病防治工作统计手册》		得分＝权重×该项百分比
6	高血压患者脑卒中发生率	3	本乡高血压患者中每年发生脑卒中的患者数与本乡同期高血压患者总人数的比例	《慢性病防治工作统计手册》		
7	咳嗽转诊率	5	咳嗽 2 周及以上的患者转诊到疾控中心的百分比	信息系统		得分＝权重×该项百分比
8	肺结核：发现	5	延迟天数：第 1 次接诊到最后确诊之间的天数			
9	肺结核：管理	5	治疗中断 （根据 DOTs 治疗标准）		目标：＜15% 的患者在疗程中有连续 3 次漏服药物	

序号	评价指标	权重	指标定义和测量方法	资料来源	标准	评分方式
10	健康教育知晓情况	5	询问有关高血压、结核病、吸烟、饭前便后洗手、刷牙等一些基本的健康知识的知晓情况	每年进行一次入户调查，每个乡抽取50名村民		90％以上被访问的居民对基本健康知识知晓情况较好得5分；75％～90％以上的居民知晓情况较好得3分；60％～75％以上的居民知晓情况较好得1分；60％以下不得分
11	法定传染病漏报率	5	本月漏报的传染病例数/本月总传染病例数	查看本月所有传染病门诊处方，并对照本月传染病的登记、报告记录	0	达标得满分，每升一个百分点扣1分，扣完为止
12	门诊抗菌药2联及以上联用处方百分比	2	本月抗菌药2联及以上联用处方数/本月总处方数	信息系统	20％	达标得满分，每升一个百分点扣1分，扣完为止
13	门诊激素处方百分比	2	本月含有激素处方数/本月总处方数	信息系统	10％	达标得满分，每升一个百分点扣1分，扣完为止
14	门诊静脉输液处方百分比	3	本月含静脉输液处方数/本月总处方数	信息系统	中心乡：20％ 普通有床乡：20％ 普通无床乡：25％	达标得满分，每升一个百分点扣1分，扣完为止
15	诊疗相符率	25	本月诊断与用药相符的病历数（或留观登记）/本月总出院病历数（或留	有床卫生院通过查阅住院病历，无床卫生	中心乡：90％ 普通有床乡：80％ 普通无床乡：	达标得满分，每降一个百分点扣0.5分，扣完为止

续 表

序号	评价指标	权重	指标定义和测量方法	资料来源	标准	评分方式
			观登记) 查看其诊断和用药是否相符、用药是否对症、是否有重复用药、是否有配伍禁忌等	院查阅留观患者记录,若本月出院病历＞30例,则可抽样调查	80%	
16	门诊处方,登记书写合格率	3	本月书写合格处方数/本月总处方数门诊处方书写合格指至少包括有患者的姓名、性别、年龄、住址、诊断或臆断(应列出所有疾病的诊断或臆断)、药品剂型、剂量、使用方法、医生署名、司药署名	本月全部门诊处方调查(或随机抽取)	100%	达标得满分,每降一个百分点扣0.2分,扣完为止
17	群众满意度	5	对就医环境、服务态度、患者关心、解决问题能力、方便程度的满意度	抽查30户家庭,每次随机抽取1个行政村进行抽查,每年的2次检查不能选取同一个行政村		得分=权重×该项百分比
18	分解处方		同一个患者或同一合作医疗证号在3天内有重复门诊处方	信息系统	如果是同一个患者在3天内有重复处方,则视为分解处方;如果是同一合作医疗证号的两个病人在3天内	每一个确认分解处方,扣10分

序号	评价指标	权重	指标定义和测量方法	资料来源	标准	评分方式
					有重复处方,可以查找处方再次确认是否是分解处方	
19	门诊人次在乡村两级的比例		乡镇卫生院门诊人次比上村卫生室门诊人次			如果乡镇卫生院门诊人次高于村卫生室的150%则扣2分;乡卫生院门诊人次高于村卫生室的160%～170%扣4分
20	县级医院可避免的住院的变化		哮喘;高血压;缺铁性贫血;溃疡;急性呼吸道感染;儿童腹泻	医院入院记录,包括县级医院的入院记录		
21	卫生院财务管理	5	① 各种账目是否规范齐全、每月是否按规定时间转账; ② 每月27日是否上报工资发放方案 ③ 卫生院人员是否知道上月返还金额 ④ 卫生院是否存放书面的工资发放方案 ⑤ 工资表是否本人签字 ⑥ 院长的工资是否超过平均工资的30%			
22	卫生院人员管理		下一阶段			
23	质量管理工作		下一阶段			

附表 1 - 2　　2010 年村卫生室绩效评估指标体系(讨论稿)

序号	评价指标	权重	计算方式	资料来源	标准	评分方式
1	5 苗及时接种率	5	本月实际接种儿童人数/全乡应接种儿童人数	查看免疫接种记录,5 苗指卡介苗、白百破疫苗、麻疹疫苗、脊髓灰质炎疫苗、乙肝疫苗	① 4 苗接种率达 90% ② 乙肝疫苗接种率达 60%	两项均达标得满分,任何一项每降一个百分点扣0.1分,扣完为止
2	0～7 岁儿童体检率	5	本月实际体检儿童人数/全乡应体检儿童人数	查看儿童系统管理记录	70%	达标得满分,每降一个百分点扣0.2 分,扣完为止
3	孕产妇系统管理率	10	全村本月实际已经完成系统管理的孕产妇人数/全村应该完成系统管理的孕产妇人数 完成系统管理包括产前5 次检查,住院分娩或新法接生,产后 3 次访视,产后 42 天的母婴健康体检	查看孕产妇系统管理记录	80%	达标得满分,每降一个百分点扣0.2 分,扣完为止
4	高血压规范管理率	5	村卫生室对村内高血压患者进行系统管理的人数与村内确诊的高血压患者的比率	《高血压管理登记册》		得分＝权重×该项百分比
5	高血压控制率	5	全年血压控制记录优良,尚可的高血压患者数占村检出高血压患者总数的比例 优良:全年 3/4 以上时间血压记录在 140/90 mmHg 以下(＞9 个月); 尚可:全年 1/2 以上时间血压记录在 140/90 mmHg 以下(＞6 个月); 不良:全年1/2 或以上时间血压记录在140/90 mmHg 以上(≥6 个月)。	信息系统;《慢性病防治工作统计手册》		得分＝权重×该项百分比

序号	评价指标	权重	计算方式	资料来源	标准	评分方式
6	咳嗽转诊率	5	咳嗽两周及以上的患者转诊到疾控中心/卫生院的百分比	信息系统		得分＝权重×该项百分比
7	肺结核：发现	5	延迟天数：第1次接诊到最后确诊之间的天数			
8	肺结核：管理	5	治疗中断〔根据直接观察(DOTs)治疗标准〕		目标：＜15％的患者在疗程中有连续3次漏服药物	
9	健康教育知晓情况	5	询问有关高血压、结核病、吸烟、饭前便后洗手、刷牙等一些基本的健康知识的知晓情况	每年进行1次入户调查，每个村抽取50名村民		90％以上被访问的居民对基本健康知识知晓情况较好得5分；75％～90％以上的居民知晓情况较好得3分；60％～75％以上的居民知晓情况较好得1分；60％以下不得分
10	法定传染病漏报率	5	本月漏报的传染病例数/本月总传染病例数	查看本月所有传染病门诊处方，并对照本月传染病的登记、报告记录	0	达标得满分，每升一个百分点扣1分，扣完为止
11	门诊抗菌药2联及以上	3	本月抗菌药2联及以上联用处方数/本月总处方数	信息系统	15％	达标得满分，每升一个百分点扣1

序号	评价指标	权重	计算方式	资料来源	标准	评分方式
	联用处方百分比					分,扣完为止
12	门诊激素处方百分比	3	本月含有激素处方数/本月总处方数	信息系统	15%	达标得满分,每升一个百分点扣1分,扣完为止
13	门诊静脉输液处方百分比	4	本月含静脉输液处方数/本月总处方数	信息系统	15%	达标得满分,每升一个百分点扣1分,扣完为止
14	30种常见病诊疗规范性	25	本月诊断与用药相符的病历数/本月总门诊病历数	处方表格、病历记录,可抽样调查	90%	达标得满分,每降一个百分点扣0.5分,扣完为止
15	门诊处方书写合格率	5	本月书写合格处方数/本月总处方数 门诊处方书写合格指至少包括有患者的姓名、性别、年龄、住址、诊断或拟诊(应列出所有疾病的诊断或拟诊)、药品剂型、剂量、使用方法、医生署名、司药署名	本月全部门诊处方调查(或随机抽取)	100%	达标得满分,每降一个百分点扣0.2分,扣完为止
16	群众满意度	5	对就医环境、服务态度、患者关心、解决问题能力、方便程度的满意度进行调查	抽查30户家庭,每年的2次检查选取的重复率不能超过10%		得分=权重×该项百分比
17	分解处方		同一个患者或同一合作医疗证号在3天内有重复门诊处方	信息系统	如果是同一个患者在3天内有重复处方,	每一个确认分解处方,扣10分

续　表

序号	评价指标	权重	计算方式	资料来源	标准	评分方式
					则视为分解处方；如果是同一合作医疗证号的两个患者在3天内有重复处方，可以查找处方再次确认是否是分解处方	

附录2　2013年乡镇卫生院、村卫生室绩效评估指标体系

附表2-1　乡镇卫生院基本医疗服务质量考核指标体系（共800分）

考核项目	权重	指标定义和测量方法	指标评估结果	分数计算办法	资料来源
感冒治疗的规范性	80	乡镇卫生院对感冒患者开具抗生素的占所有感冒患者的百分比	％	得分＝权重×（1－该项百分比）	信息系统
	35	村卫生室对感冒患者开具抗生素的占所有感冒患者的百分比	％	得分＝权重×（1－该项百分比）	信息系统
有咳嗽症状的病例服用喹诺酮类药物的比例	80	乡镇卫生院咳嗽症状病例中服用喹诺酮类药物患者所占的比例	％	得分＝权重×（1－该项百分比）	信息系统
	25	村卫生室咳嗽症状病例中服用喹诺酮类药物患者所占的比例	％	得分＝权重×（1－该项百分比）	信息系统
尿路感染治疗的规范性	80	乡镇卫生院对尿路感染患者开具抗生素占所有尿路感染患者的百分比	％	得分＝权重×（1－该项百分比）	信息系统
	25	村卫生室对尿路感染患者开具抗生素占所有尿路感染患者的百分比	％	得分＝权重×（1－该项百分比）	信息系统

续　表

考核项目	权重	指标定义和测量方法	指标评估结果	分数计算办法	资料来源
盆腔炎治疗的规范性	80	乡镇卫生院对盆腔炎患者开具抗生素占所有盆腔炎患者的百分比	%	得分＝权重×(1－该项百分比)	信息系统
	25	村卫生室对盆腔炎患者开具抗生素占所有盆腔炎患者的百分比	%	得分＝权重×(1－该项百分比)	信息系统
腹泻治疗的规范性	80	乡镇卫生院给腹泻患者使用口服补液盐治疗占所有诊治过的腹泻患者的比例	%	得分＝权重×该项百分比	信息系统
	25	村卫生室给腹泻患者使用口服补液盐治疗占所有诊治过的腹泻患者的比例	%	得分＝权重×该项百分比	信息系统
非口服抗生素使用量	80	乡镇卫生院开具抗生素的处方中使用肌内注射或静脉点滴的百分比	%	得分＝权重×(1－该项百分比)	信息系统
	25	村卫生室开具抗生素的处方中使用肌内注射或静脉点滴的百分比	%	得分＝权重×(1－该项百分比)	信息系统
静点药物的使用量	80	乡镇卫生院开具的处方中使用静脉点滴药物的百分比	%	得分＝权重×(1－该项百分比)	信息系统
	20	村卫生室开具的处方中使用静脉点滴药物的百分比	%	得分＝权重×该项百分比	信息系统
门诊处方书写合格率	30	书写合格处方数占总处方数的百分比。合格处方至少包括:患者的姓名、性别、年龄、住址、诊断或拟诊(应列出所有疾病的诊断或拟诊)、药品剂型、剂量、使用方法、医生署名。	%	得分＝权重×该项百分比	门诊处方调查(或随机抽取)
分解处方	30	同一个患者或同一医疗证号,因同一个病种,在1天内在同一个医疗机构有重复门诊处方所占比例	%	每1个百分点扣5分,可以倒扣分	信息系统
总计	**800**				

附表 2-2　乡镇卫生院管理水平考核指标体系(共 100 分)

考核项目	权重	指标定义和测量方法	资料来源
培训管理	20	卫生院间开展"一对一"帮扶;乡镇卫生院建立村对医和卫生院医务人员长期培训方案,并开展培训	项目办监测管理数据
村医经费管理、分发	40	按时发放基本医疗和公共卫生预拨资金,绩效考核及时,按时合理发放预留绩效经费	项目办监测管理数据
信息录入数量	20	病历处方资料及时录入	项目办监测管理数据
信息录入质量	20	信息录入的准确性,有无漏项等	项目办监测管理数据
卫生院财务管理	0	会计、出纳分设,账务清楚、规范、处理及时,财务审计后及时整改并取得实效,财务人员有培训记录,有完善的财务制度。财务审计后未整改或无实效不得分	
人事管理	0	人员数量是否合理,岗位配置是否合理,有无机制鼓励人员积极工作,吸引保留人才的政策等	
总计	**100**		

说明:权重为 0 表示该项指标在该年度暂时未进行考核

附表 2-3　乡镇卫生院群众满意度考核指标体系(共 100 分)

考核项目	权重	指标定义和测量方法	指标评估结果	分数计算办法	资料来源
就医环境满意度	20	您认为该卫生院整洁、卫生吗? (1)是　(2)一般　(3)否 抽查的民众中回答"是"的百分比	%	得分=权重×百分比	抽查 30 户家庭,每次随机抽取 1 个行政村进行抽查,每年的 2 次考核不能选取同一个行政村
服务态度满意度	20	该卫生院的医务人员是否耐心解释您的提问?(1)总是 (2)有时候　(3)从来不 抽查的民众中回答"总是"的百分比	%	得分=权重×百分比	

续　表

考核项目	权重	指标定义和测量方法	指标评估结果	分数计算办法	资料来源
对患者关心满意度	20	取药时,医生告诉您如何用药吗?(1)总是　(2)有时候　(3)从来不 抽查的民众中回答"总是"的百分比	%	得分＝权重×百分比	
对解决问题能力的满意度	20	您认为医务人员技术水平如何?(1)好　(2)一般　(3)差 抽查的民众中回答"好"的百分比	%	得分＝权重×百分比	
方便程度满意度	20	当您看病的时候,是不是要等待很长时间?(1)总是　(2)有时候　(3)从来不 抽查的民众中回答"从来不"的百分比	%	得分＝权重×百分比	
总计	**100**				

附表 2-4　村卫生室基本医疗考核指标体系(共 900 分)

考核项目	权重	指标定义和测量方法	指标评估结果	分数计算办法	资料来源
感冒治疗的规范性	200	村卫生室对感冒患者开具抗生素的占所有感冒患者的百分比	%	得分＝权重×(1-该项百分比)	信息系统
有咳嗽症状的病例服用喹诺酮类药物的比例	100	村卫生室咳嗽症状病例中服用喹诺酮类药物患者所占的比例	%	得分＝权重×(1-该项百分比)	信息系统
尿路感染治疗的规范性	100	村卫生室院对尿路感染患者开具抗生素占所有尿路感染患者的百分比	%	得分＝权重×(1-该项百分比)	信息系统
盆腔炎治疗的规范性	100	村卫生室对盆腔炎患者开具抗生素占所有盆腔炎患者的百分比	%	得分＝权重×(1-该项百分比)	信息系统

续　表

考核项目	权重	指标定义和测量方法	指标评估结果	分数计算办法	资料来源
腹泻治疗的规范性	100	村卫生室给腹泻患者使用口服补液盐治疗的占所有诊治过的腹泻患者的比例	%	得分＝权重×该项百分比	信息系统
非口服抗生素使用量	100	村卫生室开具抗生素的处方中使用肌内注射或静脉点滴的百分比	%	得分＝权重×(1－该项百分比)	信息系统
静点药物的使用量	100	村卫生室开具的处方中使用静脉点滴药物的百分比	%	得分＝权重×(1－该项百分比)	信息系统
门诊处方书写合格率	50	书写合格处方数占总处方数的百分比 门诊处方书写合格指至少包括有患者的姓名、性别、年龄、住址、诊断或拟诊(应列出所有疾病的诊断或拟诊)、药品剂型、剂量、使用方法、医生署名	%	得分＝权重×该项百分比	门诊处方调查(或随机抽取)
分解处方	50	同一个患者或同一合作医疗证号,同一个病种,在1天内有重复门诊处方;分解处方	%	每1个百分点扣5分,可以倒扣分	信息系统
总计	**900**				

附表 2-5　村卫生室群众满意度考核指标体系(共 100 分)

考核项目	权重	指标定义和测量方法	指标评估结果	分数计算办法	资料来源
就医环境满意度	20	您认为该卫生院整洁、卫生吗? (1)是 (2)一般 (3)否 抽查的民众中回答"是"的百分比	%	得分＝权重×百分比	抽查 30 户家庭,每年的 2 次检查选取的重复率不能超过 10%
服务态度满意度	20	该卫生院的医务人员是否耐心解释您的提问?(1)总是 (2)有时候 (3)从来不 抽查的民众中回答"总是"的百分比	%	得分＝权重×百分比	

续　表

考核项目	权重	指标定义和测量方法	指标评估结果	分数计算办法	资料来源
对患者关心满意度	20	取药时,医生告诉您如何用药吗?(1)总是　(2)有时候　(3)从来不 抽查的民众中回答"总是"的百分比	％	得分＝权重×百分比	
对解决问题能力的满意度	20	您认为医务人员技术水平如何?(1)好　(2)一般　(3)差 抽查的民众中回答"好"的百分比	％	得分＝权重×百分比	
方便程度满意度	20	当您看病的时候,是不是要等待很长时间?(1)总是　(2)有时候　(3)从来不 抽查的民众中回答"从来不"的百分比	％	得分＝权重×百分比	
总计	**100**				

附表 2-6　乡、村两级公共卫生服务(高血压和糖尿病)考核指标体系(共 1 000 分)

考核内容	考核项目	权重	指标定义和测量方法	指标评估结果	分数计算办法	资料来源
高血压防控	高血压患者的建卡率	300	本乡(乡＋村)建卡的高血压病例/(该乡人口数×15％)	％	得分＝权重×该项百分比	信息系统
	高血压患者的规范管理率	150	本乡(乡＋村)对本乡开展规范管理的高血压患者/本乡建卡的高血压患者数。"规范管理"是指每季度村医或乡医至少随访高血压患者 1 次(在信息系统中,每季度至少出现 1 次诊疗记录)	％	得分＝权重×该项百分比	信息系统
	使用抗高血压药物治疗高血压的规范性	150	从信息系统中按照诊断,抽取长期在村卫生室或乡镇卫生院就诊的高血压病例,计算某个时间段内高血压药物使用的每日规定量(DDD)值	％	得分＝权重×该项百分比	信息系统

续　表

考核内容	考核项目	权重	指标定义和测量方法	指标评估结果	分数计算办法	资料来源
高血压防控	高血压控制率	0	本乡(乡＋村)高血压建卡患者中,血压控制优良的比例(作为年度指标,不统计季度和半年的结果) 优良:全年有 3/4 以上时间血压记录在 140/90 mmHg 以下(＞9 个月); 尚可:全年有 1/2 以上时间血压记录在 140/90 mmHg 以下(＞6 个月); 不良:全年有 1/2 或以上时间血压记录在 140/90 mmHg 以上(≥6 个月) 65 岁以上老年人控制在 150/90 以下即可	%	得分＝权重×该项百分比	
	乡内高血压病例因心脑血管疾病住院的比例	0	当期乡内高血压病例因心脑血管疾病住院的例数/本乡建卡的高血压病例。"住院病例"通过本县的新农合住院患者公示表确定	%		
糖尿病防控	糖尿病患者的建卡率	200	本乡(乡＋村)建卡的糖尿病病例/(该乡人口数×3%)	%	得分＝权重×该项百分比	信息系统
	糖尿病患者的规范管理率	100	本乡(乡＋村)开展规范管理的糖尿病患者/本乡建卡的糖尿病患者数。"规范管理"是指每季度村医或乡医至少随访糖尿病患者 1 次(在信息系统中,每季度至少出现 1 次诊疗记录)	%	得分＝权重×该项百分比	信息系统
	对糖尿病患者开具治疗糖尿病药物的规范性	100	从信息系统中按照诊断抽取糖尿病病例,计算某个时间段内利血平或二甲双胍类药物使用的每日规定量(DDD)值	%	得分＝权重×该项百分比	信息系统

考核内容	考核项目	权重	指标定义和测量方法	指标评估结果	分数计算办法	资料来源
高血压防控	血糖控制率	0	最近1次随访空腹血糖达标人数/已建卡的糖尿病患者人数×100%	%		
	乡内糖尿病病例糖尿病并发症住院的比例	0	当期乡内糖尿病病例因糖尿病并发症住院的例数/本乡建卡的糖尿病病例。"住院病例"通过本县的新农合住院患者公示表确定	%		
总计		1 000				

说明:权重为0表示该项指标在该年度暂时未进行考核

参考文献 | References

［1］ 中共中央、国务院. 关于深化医药卫生体制改革的意见［EB/OL］. http://www. gov. cn/jrzg/2009-04/06/content_1278721. htm. 2009 - 3 - 17.

［2］ 陈竺. 在 2008 年全国卫生工作会议上的讲话［EB/OL］. http://www. moh. gov. cn/publicfiles/business/htmlfiles/zwgkzt/pzhgl1/200804/671. htm. 2008 - 1 - 7.

［3］ World Health Organization, Unicef. Primary health care: report of the International Conference on Primary Health Care, Alma-Ata, USSR, 6 - 12 September 1978［R］. Geneva: World Health Organization, 1978.

［4］ Rohde J, Cousens S, Chopra M, et al. Alma-Ata: Rebirth and revision 4 - 30 years after Alma-Ata: has primary health care worked in countries? ［J］. Lancet, 2008，372 (9642):950 - 61.

［5］ WHO. 2008 年世界卫生报告概要——初级卫生保健:过去重要,现在更重要［EB/OL］. http://www. who. int/whr/2008/summary_ch. pdf. 2010 - 8 - 28.

［6］ Atun RA, Menabde N, Saluvere K, et al. Introducing a complex health innovation—primary health care reforms in Estonia (multimethods evaluation). ［J］. Health Policy, 2006，79(1):79 - 91.

［7］ 陈竺. 在 2011 年全国基层卫生和新农合工作会议上的讲话［EB/OL］. http://www. moh. gov. cn/publicfiles/business/htmlfiles/mohncwsgls/s3578/201103/50980. htm. 2011 - 3 - 17.

［8］ Mao Z. Pilot programme of NCMS in China: System design and progress ［R］. Background paper for World Bank China Rural Health Study, Sichuan, China. 2005.

［9］ 卫生部. 第 4 次国家卫生服务调查主要结果［EB/OL］. http://www. moh. gov. cn/publicfiles/business/htmlfiles/mohbgt/s3582/200902/39201. htm. 2009 - 2 - 27.

［10］ 姬艳飞,郭金方. 我国农村公共卫生财政投入问题探讨［J］.农业考古,2008,(3):270 - 272.

［11］ 李蓉. 加大财政投入,促进基本公共卫生服务均等化［J］. 团结,2010,(3):39 - 40.

［12］ 何炜,戚英. 中国公共卫生危机研究［J］. 国际医药卫生导报,2004,(7):20 - 24.

［13］ 凌丽娅,王巍,严星. 政府对农村公共卫生投入的调查与研究［J］. 中国审计,2009,(21):38 - 40.

［14］钟国伟.公共卫生体制改革的选择——如何应对"政府失灵"和"市场失灵"［J］.卫生经济研究,2005,(1):6-8.

［15］石光.市场失灵、政府失灵、志愿失灵与卫生改革［J］.中国卫生经济,2002,(7):14-16.

［16］顾昕.医疗卫生资源的合理配置:矫正政府与市场双失灵［J］.国家行政学院学报,2006,(3):39-43.

［17］王锡源.破解医改难题关键在于纠正市场与政府的双失灵——中国医疗体制改革的经济学分析［J］.经济与管理,2007,(8):10-15.

［18］Chen Z. Launch of the health-care reform plan in China ［J］. The Lancet,2009,373(9672):322-1324.

［19］WHO. World Health Report 2010. Health systems financing: the path to universal coverage ［R］. Geneva,2010.

［20］Shaw RP. New Trends in public sector management in health: applications in developed and developing countries ［R］. Health, Nutrition and Population (HNP) Discussion Paper. Washington DC: World Bank, 2004.

［21］李克强.在全国深化医药卫生体制改革工作会议上的讲话［EB/OL］. http://www.gov.cn/ldhd/2010-05/23/content_1611981.htm. 2010-5-21.

［22］国务院办公厅.关于建立健全基层医疗卫生机构补偿机制的意见［国办发(2010)62号］［EB/OL］. http://www.gov.cn/zwgk/2010-12/14/content_1765035.htm. 2010-12-10

［23］Yip WC，Hanson K. Purchasing health care in China: experiences, opportunities and challenges ［J］. Health Economics and Health Services Research,2009,21:197-218.

［24］Perrot J. Health financing technical brief. Analysis of allocation of financial resources within health systems ［R］. Conceptual paper. Geneva: World Health Organizations, 2002.

［25］赵云,潘小炎.含义、内容、方式及对象的确认是推进政府购买卫生服务方式的前提［J］.中国卫生经济,2010,(9):29-30.

［26］朱吉鸽,张亮.政府购买农村公共卫生服务的理论研究和探讨［J］.医学与社会,2007,(3):4-6.

［27］代会侠,冯占春.政府购买公共卫生服务的模式及其理论分析［J］.中国初级卫生保健,2008,22(1):21-23.

［28］中共中央、国务院.关于进一步加强农村卫生工作的决定［中发(2002)13号］［EB/OL］. http://www.moh.gov.cn/publicfiles/business/htmlfiles/zwgkzt/pncws1/200804/30848.htm. 2002-10-19.

［29］财政部,国家发改委,卫生部.关于城市社区卫生服务补助政策的意见,财社(2006)61号［EB/OL］. http://www.moh.gov.cn/publicfiles/business/htmlfiles/mohfybjysqwss/s6456/200804/17108.htm. 2006-7-13.

［30］薛丽娟.海淀区医改调查:政府花钱购买医疗公共服务［EB/OL］. http://news.cn.yahoo.com/050808/481/2e9fy.html. 2005-8-9.

［31］江萍,肖峰.上海市长宁区社区公共卫生服务的补偿机制探索［J］.中国全科医学,2008,

11(13):1216.

[32] 财政部网站. 山东潍坊建立政府购买社区公共卫生服务新模式[EB/OL]. http://www. mof. gov. cn/pub/shehuibaozhangsi/zhengwuxinxi/difangxinxi/200904/t20090407 _ 130468. html. 2011 - 2 - 28.

[33] 新华社. 中国新型农村合作医疗参合率已达 95%[EB/OL]. http://news. xinhuanet. com/2010-12/23/c_12912458. htm. 2010 - 12 - 23.

[34] 人民日报. 北京 50 多种疾病"包干"付费[EB/OL]. http://paper. people. com. cn/rmrb/html/2010-12/27/nw. D110000renmrb_20101227_7-04. htm? div=-1. 2010 - 12 - 27.

[35] 杭州市政府. 杭州市基本医疗保险医疗费用结算管理暂行办法[EB/OL]. http://www. hangzhou. gov. cn/main/all/50cwhy/cl1/T307950. shtml. 2009 - 12 - 09.

[36] 健康报. 为公卫服务按绩效支付探路[EB/OL]. http://www. wxhealth. com/weishengdongtai/2010-11-29/53. html. 2010 - 11 - 29.

[37] 孟庆跃. 对"按绩效支付能否改善卫生保健质量"一文的评论[J]. 中国循证医学杂志, 2008,8(5):303.

[38] Meng QY. Review of health care provider payment reforms in China [R]. Background paper for World Bank China Rural Health Study. 2005.

[39] Roberts MJ, Hsiao WC, Berman P, et al. Getting health reform right [M]. Oxford University Press, 2002.

[40] WHO. The World Health Repon 2000. Health systems: improving performance [R]. Geneva, 2000.

[41] Saltman RB, Figueras J, Sakellarides C. Critical challenges for health care reform in Europe [M]. Buckingham: Open University Press, 1998.

[42] 刘军民. 关于政府购买卫生服务改革的评析[J]. 华中师范大学学报(人文社会科学版), 2008,47(1):35 - 42.

[43] Figueras J, Jakubowski, Robinson R. Purchasing to improve health systems performance [M]. Maidenhead: Open University Press, 2005.

[44] 徐文. 对基本医疗服务产品经济性质的辨析[J]. 全国商情·经济理论研究,2009,(17): 131 - 132.

[45] Williamson O. The economic institutions of capitalism [M]. New York: Free Press, 1985.

[46] Hsiao WC. The political economy of Chinese health reform [J]. Health Economics, Policy and Law, 2007,2(3):241 - 249.

[47] Pollitt C. Convergence: the useful myth? [J]. Public administration, 2001,79(4):933 - 948.

[48] Busse R, Figueras J, Robinson R, et al. Strategic purchasing to improve health system performance: key issues and International trends [J]. Healthcare Papers, 2007,8(Sp): 62 - 76.

[49] Forder J, Robinson R, Hardy B. Theories of purchasing. [M]//Figueras J, Jakubowski, Robinson R. Purchasing to improve health systems performance. Maidenhead: Open

University Press，2005.

[50] WHO. The World health repon 2008. Primary Health Care：Now More Than Ever [R]. Geneva，2008.

[51] 张维迎. 博弈论与信息经济学[M]. 上海：上海人民出版社和三联书店，1996.

[52] Smith PC，Stepan A，Valdmanis V，et al. Principal-agent problems in health care systems：an international perspective [J]. Health Policy，1997，41：37－60.

[53] Hirschman AO. Voice，exit and loyalty [M]. Cambridge，MA，Harvard University Press，1970.

[54] Oxley H. New directions in health care policy [M]. Paris：Organisation for Economic Cooperation and Development，1995.

[55] Langenbrunner JC，Orosz E，Kutzin J，et al. Purchasing and paying providers. [M]. //Figueras J，Jakubowski，Robinson R. Purchasing to Improve Health Systems Performance. Maidenhead：Open University Press，2005.

[56] Travis P，Egger D，Davies P，et al. Towards better stewardship：concepts and critical issues[M]. //Murray CJ，Evans DB. Health Systems Performance Assessment Debates，Methods and Empiricism. Geneva：World Health Organization，2003.

[57] Hunter DJ，Shishkin S，Taroni F. Steering the purchaser：stewardship and government [M]. //Figueras J，Jakubowski，Robinson R. Purchasing to improve health systems performance. Maidenhead：Open University Press，2005.

[58] Preker AS，Liu XZ，Velenyi EV，et al，. Public ends，private means：strategic purchasing of health services [M]. Washington，D. C. ：The World Bank，2007.

[59] 马伟宁. 英国国家卫生制度及其对我国基本医疗卫生制度改革的启示[D]. 杭州：浙江大学，2009.

[60] Coote A，Lenaghan J. Citizens' juries：theory into practice [M]. London：Institute for Public Policy Research，1997.

[61] Christianson JB，Leatherman S，Sutherland K. Paying for quality：understanding and assessing physician pay-for-performance initiatives [R]. The Synthesis Project and the Robert Wood Foundation. 2007.

[62] Robinson R，Jakubowski E，Figueras J. Organization of purchasing in Europe [M]. // Figueras J，Jakubowski，Robinson R. Purchasing to improve health systems performance. Maidenhead：Open University Press，2005.

[63] 何辉. 转型中的卫生体制_西班牙(2006)[M]. 北京：北京大学医学出版社，2007.

[64] 蔡伟芹，曹伟燕，马安宁，等. 西班牙的卫生体制改革[J]. 中外健康文摘，2009，6(5)：227－228.

[65] Busse R. Disease management programs in Germany's statutory health insurance [J]. System health affairs，2004，23(3)：56－67.

[66] 丁纯. 德国医疗保障制度：现状、问题与改革[J]. 欧洲研究，2007，6：106－120.

[67] 尤川梅，冯友梅. 捷克卫生体制改革概况[J]. 中国社会医学杂志，2009，26(2)：85－86.

[68] 刘远立. 经济过渡时期的卫生改革[J/C]. "中国卫生保健的明天"国际学术研讨会论文及摘要汇编. 1999.

[69] Wikipedia. NHS trust. [EB/OL] http://en. wikipedia. org/wiki/NHS_trust. 2010 - 12 - 13.

[70] Preker AS, Langenbrunner JC. Spending wisely: buying health services for the poor [M]. Washington, D. C.: World Bank, 2005.

[71] 刘汉民. 路径依赖理论及其应用研究:一个文献综述[J]. 浙江工商大学学报,2010,(2):59 - 72.

[72] Langenbrunner JC, Cashin C, O'Dougherty S. Designing and implementing health care provider payment systems: how to manuals [M]. Washington, DC: World Bank, 2009.

[73] 宁夏回族自治区政府. 宁夏概况[EB/OL]. http://www. nx. gov. cn/structure/qq/nxgk. htm. 2010 - 12 - 25.

[74] 宁夏回族自治区统计局,国家统计局宁夏调查总队. 宁夏回族自治区 2009 年国民经济和社会发展统计公报[EB/OL]. http://www. nxtj. gov. cn/tjgb/201003250004. htm. 2010 - 3 - 25.

[75] 宁夏日报. 宁夏 2009 年财政总收入完成 213. 6 亿元[EB/OL]. http://www. cnr. cn/nx/xwzx/xw/201001/t20100103_505841361. html. 2010 - 1 - 13.

[76] 姚慧琴,耿鹏. 西部各省区市经济发展综合竞争力十年发展总报告[R]. //姚慧琴,任宗哲. 西部蓝皮书——中国西部经济发展报告(2009). 北京:社会科学文献出版社,2009.

[77] 宁夏自治区卫生厅. 宁夏"十二五"卫生事业发展规划(2011—2015)[EB/OL]. http://www. nxws. gov. cn/Article/wstj/tjgb/201011/20101122084800_6642. html. 2010 - 11 - 22.

[78] 王强. 基本药物流通价值链的经济学研究——从新制度经济学视角分析基本药物流通价值链的制度选择[D]. 上海:复旦大学,2010.

[79] WHO. Guidelines: incentives for health professionals. 2008.

[80] 王小万,李蕾,刘丽杭. 卫生服务购买的基本理论与模式[J]. 中国卫生经济,2006,(6):29 - 34.

[81] 宁夏自治区卫生厅. 2010 年宁夏回族自治区新型农村合作医疗补偿方案[EB/OL]. http://www. nxws. gov. cn/Article/nwc/gfxwj/201003/20100325103914. html. 2009 - 12 - 15.

[82] 胡善联. 医保费用支付方式比较研究[M]. 上海:上海科学技术出版社,2010.

[83] Berman PC. Hospital management in the context of strategic purchasing [M]. Bled, Slovenia: International Workshop on Strategic Purchasing, 2008.

[84] Evetovits T. Moving from a passive provider payment to a strategic purchasing in the context of a DRG payment system [M]. Bled, Slovenia: International Workshop on Strategic Purchasing, 2008.

[85] 石光,邹珺,田晓晓. 直接举办还是购买卫生服务:相关理论与政策问题探讨[J]. 中国卫生政策研究,2008(1):16 - 21.

[86] 舒展,姚岚,罗五金,等. 我国初级卫生保健的政府购买模式适用性分析[J]. 医学与社会,2008,21(1):47 - 48.

[87] 贺蕊莉. 新福利经济理论综述[J]. 财经政法资讯,2005,(5):56 - 57.

[88] Cutler D, Zeckhauser R. The anatomy of health insurance [M]. //Newhouse PJ, Culyer AJ. Handbook of health economics. Amsterdam, Elsevier, 2000.

［89］ Robinson JC. Theory and practice in the design of physician payment incentives［J］. Milbank Q，2001，79(2)：149－77.

［90］ Hsiao WC，Yip W，Wang H. A social experiment in rural China：Rural Mutual Health Care-A summary report［M］. Working Paper. Program in Health Care Financing，Harvard，Cambridge，MA，2008.

［91］ WHO. World Health Report 2006. Working together for health［M］. Geneva，2006.

［92］ Daniel M. Provider payment mechanisms in health care：incentives，outcomes，and organizational impact in Developing countries［M］. Major Applied Research 2，Working Paper 2. Bethesda，MD：Partnerships for Health Reform Project，Abt Associates Inc，1998.

［93］ 陈岱岳. 市场经济百科全书［M］. 北京：中国大百科全书出版社，1998.

［94］ Ellis RP，Miller MM. Provider payment methods and incentives［M］. Mimeo. Boston：Department of Economics，Boston University，2007.

［95］ Langenbrunner J，Liu X. How to pay? Understandingand using incentives［R］. Health，Nutrition，and Population Family of the World Bank's Human Development Network，2004.

［96］ 李秀娟，吕一刚. 医疗保险——医疗管理者参考［M］. 上海：上海交通大学出版社，2007.

［97］ Averill RF，Goldfield NI，Vertrees JC，et al. Achieving cost control，care coordination，and quality improvement through incremental payment system reform［J］. J Ambul Care Manage，2010，33(1)：2－23.

［98］ Ellis RP，McGuire TG. Provider behavior under prospective reimbursement：cost sharing and supply［J］. Journal of Health Economics 1986，5：129－151.

［99］ Ellis RP，McGuire TG. Optimal payment systems for health services［J］. Journal of Health Economics，1990，9：375－396.

［100］ Eggleston K. Multitasking and mixed systems for provider payment［J］. Journal of Health Economics，2005，24(1)：211－223.

［101］ Bardey D，Canta C，Lozachmeur J. Health care providers payments regulation when horizontal and vertical differentiation matter［M］. IDEI Working Paper，2010.

［102］ Grignon M，Paris V，Polton D. Influence of physician payment methods on the efficiency of the health care system［M］. Paris：CREDES，2002.

［103］ Institute of Medicine. Crossing the quality chasm：a new health system for the 21st century［M］. Washington，DC：National Academy Press，2001.

［104］ 徐巍巍. 对医院实行按绩效付费的国际经验［J］. 中国药物经济学. 2006，(2)：83－88.

［105］ Petersen LA，Woodard LD，Urech T，et al. Does payfor-performance improve the quaLity of health care?［J］. Annals of Internal Medicine，2006，145(4)：265－272.

［106］ 王小万，杨丽. 按绩效支付能否改善卫生保健质量?［J］. 中国循证医学杂志，2008，8(5)：302.

［107］ Premier，Inc. CMS/Premier hospital quality incentive demonstration（HQID）. 2008

　　　　　［EB/OL］. http：//www. premierinc. com/p4p/hqi/. 2013－3－12.

［108］ Doran T，Fullwood C，Gravelle H，et al. Pay-for-performance programs in family practices in the United Kingdom［J］. NEJM，2006，355(4)：375－384.

［109］ 王青，刘丽杭. 英国全科医师支付方式的改革与发展趋势［J］. 中国卫生经济，2008，27(12)：82－85.

［110］ 杨立群，王小万. 基于绩效支付的方法与评价［J］. 卫生经济研究，2009，(10)：21－24.

［111］ 石光，邹珺，田晓晓等. 政府购买卫生服务的国内外改革经验评析［J］. 中国卫生政策研究，2008，1(2)：35－38.

［112］ Soeters R，Habineza C，Peerenboom PB. Performance-based financing and changing the district health system：experience from Rwanda［J］. Bulletin of the World Health Organization，2006，84(11)：8842－891.

［113］ Rusa L，Fritsche G. Rwanda：Performance-based financing in health. Emerging good practice in managing for development results：sourcebook［M］. second edition. The World Bank. 2007.

［114］ 许东黎，吕学静. 医疗保险费用支付方式的发展趋势和选择策略［J］. 中国医疗保险，2009，(5)：21－24.

［115］ Scheffler RM. Is there a doctor in the house? Market signals and tomorrow's supply of doctors［M］. Stanford University Press，2008.

［116］ Tangcharoensathien V，Limwattananon S，Patcharanarumol W，et al. Achieving universal health coverage goals in Thailand：the vital role of strategic purchasing［J］. Health Policy Plan. 2014 Nov 5. pii：czu120.［Epub ahead of print］PubMed PMID：25378527.

［117］ Eggleston K，Hsieh CR. Healthcare payment incentives：a comparative analysis of reforms in Taiwan，South Korea and China［J］. Applied Health Economics and Health Policy，2004，3(1)：47－56.

［118］ 汤胜兰. 经合组织(OECD)国家医药卫生体制改革的经验与教训——中国可借鉴的经验［R］. 北京：卫生系统变革与医院管理国际研讨会，2007.

［119］ 王小万，杨莉，胡善联等. 按人头付费、工资支付、按项目付费及混合支付制度对初级保健医生行为的影响［J］. 中国循证医学杂志，2008，8(6)：416－417.

［120］ Conrad DA，Christianson JB. Penetrating the "black box"：financial incentives for enhancing the quality of physician services［J］. Med Care Res Rev，2004，61(3 Suppl)：37S－68S.

［121］ Town R，Wholey DR，Kralewski J，et al. Assessing the influence of incentives on physicians and medical groups［J］. Med Care Res Rev，2004，61(3 Suppl)：80S－118S.

［122］ Zurn P，Dolea L，Stilwell B. Nurse retention and recruitment：developing a motivated workforce［M］. ICN，Geneva，2005.

［123］ Andersen RM. Revisiting the behavioral model and access tomedical care：does it matter?［J］. Journal of Health and Social Behavior，1995，36(1)：1－10.

［124］ Dudley RA，Frolich A，Robinowitz DL，et al. Strategies to support quality-based purchasing: a review of the evidence [J]. Technical Review 10. Rockville, MD: Agency for Healthcare Research and Quality, 2004.

[125] Frølich A, Talavera JA, Broadhead P, et al. A behavioral model of clinician responses to incentives to improve quality [J]. Health Policy, 2007,80(1):179 - 93.

[126] 卫生部办公厅. 关于推进乡村卫生服务一体化管理的意见:卫办农卫发(2010)48 号 [EB/OL]. http://www. moh. gov. cn/publicfiles/business/htmlfiles/mohncwsgls/ s7872/201004/46516. htm. 2010 - 3 - 31.

[127] 谭崇民. 发挥新农合纽带作用　促进乡村一体化管理[EB/OL]. http://www. 360doc. com/content/11/0310/11/5796338_99808372. shtml. 2011 - 3 - 26.

[128] 朱兆芳,姜巍,王禄生,等. 乡村卫生机构一体化管理的内容及可行策略[J]. 中国卫生经济,2009,28(12):45 - 47.

[129] Newhouse JP. Patients at risk: health reform and risk adjustment [J]. Health Affairs 1994,13(1):132 - 146.

[130] Newhouse JP. Reimbursing health plans and health providers: efficiency in production versus selection [J]. Journal of Economic Literature, 1996,34:1236 - 63.

[131] Davis K. The danish health system through an American lens [J]. Health Policy, 2002,59:119 - 32.

[132] Yip WC, Hsiao W, Meng Q, et al. Realignment of incentives for health-care providers in China [J]. Lancet, 2010,375(9720):1120 - 1130.

[133] Powell-Jackson T, Yip WC, Han W. Realigning demand and supply side incentives to improve primary health care seeking in rural China [J]. Health Econ. 2015 Jun;24 (6):755 - 72.

[134] Reem Hafez. The impact of health insurance on financial risk protection in Ningxia, China. Thesis submitted for the degree of doctor of philosophy in public health [M]. Oxford: Univeristy of Oxford, 2014.

[135] Eichler R, et al. Performance incentives for global health: potential and pitfalls [M]. Washington DC: Center for Global Development, 2009.

[136] Li Y, Xu J, Wang F, et al. Overprescribing in China, driven by financial incentives, results in very high use of antibiotics, injections, and corticosteroids [J]. Health Affairs, 2012;31(5):1075 - 82.

[137] Yip W, Powell-Jackson T, Chen W, et al. Capitation combined with pay-for-performance improves antibiotic prescribing practices in rural China [J]. Health Affairs, 2014;33(3):502 - 10.

[138] Wagstaff A, Yip W, Lindelow M, et al. China's health system and its reform: a review of recent studies [J]. Health Economics, 2009,18:S7 - S23.

[139] Lei X, Lin W. The new cooperative medical scheme in rural China: does more coverage mean more service and better health? [J]. Health Economics, 2009,18:S25 - S46.

[140] Acharya A, Vellakkal S, Taylor F, et al. The impact of health insurance schemes for the informal sector in low-and middle-income countries: A systematic review [R]. The

World Bank Research Observer，2012.

［141］谭晓婷，钟甫宁.新型农村合作医疗不同补偿模式的收入分配效应［J］.中国农村经济，2010,10(3):87－96.

［142］侯志远.新型农村合作医疗福利效应研究——基于山东和宁夏六县实证分析［D］.山东:山东大学,2012.

［143］Wagstaff A，Lindelow M，Jun G，etc. Extending health insurance to the rural population：an impact evaluation of China's new cooperative medical scheme［J］. Journal of Health Economics，2009,28:1－19.

［144］Babiarz KS，Miller G，Yi H，et al. China's new cooperative medical scheme improved finances of township health centers but not the number of patients served［J］. Health Affairs，2012,31:1065－1074.

［145］Yip W，Hsiao W. Non-evidence-based policy：how effective is China's new cooperative medical scheme in reducing medical impoverishment? ［J］. Social Science & Medicine，2009,68(2):201－209.

［146］Liu D，Tsegai D. The new cooperative medical scheme (NCMS) and its implications for access to health care and medical expenditure：evidence from rural China［M］. Bonn：Center for Development Research. 2011.

图书在版编目(CIP)数据

基本医疗卫生服务购买理论与实践/胡敏著. —上海:复旦大学出版社,
2015.10(2019.7 重印)
ISBN 978-7-309-11878-0

Ⅰ.基… Ⅱ.胡… Ⅲ.医疗保健事业-卫生服务-购买-研究-中国 Ⅳ.R199.2

中国版本图书馆 CIP 数据核字(2015)第 248078 号

基本医疗卫生服务购买理论与实践
胡 敏 著
责任编辑/魏 岚 谢 强

复旦大学出版社有限公司出版发行
上海市国权路 579 号 邮编:200433
网址:fupnet@ fudanpress.com http://www.fudanpress.com
门市零售:86-21-65642857 团体订购:86-21-65118853
外埠邮购:86-21-65109143 出版部电话:86-21-65642845
大丰市科星印刷有限责任公司

开本 787×960 1/16 印张 12.5 字数 206 千
2019 年 7 月第 1 版第 2 次印刷

ISBN 978-7-309-11878-0/R·1517
定价:42.00 元